疑难杂症效验秘方系列

不孕不育
效验秘方

总主编　张光荣

主　编　熊耀斌

U0207026

中国医药科技出版社

内 容 提 要

　　本书精选不孕不育验方数百首，既有中药内服方，又有针灸、贴敷等外治方；既有古今中医名家经验方，又有民间效验方。每首验方适应证明确，针对性强，疗效确切，患者可对症找到适合自己的中医处方。全书内容丰富，通俗易懂，是家庭求医问药的必备参考书。

图书在版编目（CIP）数据

　　不孕不育效验秘方 / 熊耀斌主编 . —北京：中国医药科技出版社，2014.1

　　（疑难杂症效验秘方系列）

　　ISBN 978-7-5067-6336-3

　　Ⅰ . ①不… Ⅱ . ①熊… Ⅲ . ①不孕症 – 验方 – 汇编 ②男性不育 – 验方 – 汇编 Ⅳ . ① R289.5

　　中国版本图书馆 CIP 数据核字（2013）第 201970 号

美术编辑	陈君杞
版式设计	郭小平
出版	中国医药科技出版社
地址	北京市海淀区文慧园北路甲 22 号
邮编	100082
电话	发行：010-62227427　邮购：010-62236938
网址	www.cmstp.com
规格	710 × 1020mm $^1/_{16}$
印张	14
字数	210 千字
版次	2014 年 1 月第 1 版
印次	2024 年 4 月第 4 次印刷
印刷	北京印刷集团有限责任公司
经销	全国各地新华书店
书号	ISBN 978-7-5067-6336-3
定价	**29.00 元**

本社图书如存在印装质量问题请与本社联系调换

编委会

主　编　熊耀斌

副主编　晏子友

编　委　袁飞锋　徐　璐　曾志涛

李罗德　姚文亮

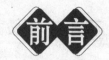

前言

昔贤谓"人之所病，病病多，医之所病，病方少"，即大众所痛苦的是病痛多，医者所痛苦的是药方少。然当今之人所病，病病更多；当今之医所病，不是病方少，而是病效方少。故有"千金易得，一效难求"之憾。

《内经》云："言病不可治者，未得其术也"。"有是病，必有是药（方）"，所以对一些疑难杂症，一旦选对了方、用对了药，往往峰回路转，出现奇迹。

本套"疑难杂症效验秘方系列"包括肺病、肝胆病、肾病、高血压、中风、痛风、关节炎、肿瘤、甲状腺病、妇科疾病、不孕不育、男科疾病、骨关节疾病、脱发、皮肤病等，共计15个分册。每分册精选古今文献中效方验方数百首，既有中药内服方，又有针灸、贴敷等外治方。每首验方适应证明确，针对性强，疗效确切，患者可对症找到适合自己的中医处方，是家庭求医问药的必备参考书。

需要说明的是，原方中有些药物，按现代药理学研究结果是有毒副作用的，如川乌、草乌、天仙子、黄药子、雷公藤、青木香、马兜铃、生半夏、生南星、木通、商陆、牵牛子，等等，这些药物尤其是大剂量、长时间使用易发生中毒反应。故在选定某一验方之后，使用之前，请教一下专业人士是有必要的！

本套丛书参考引用了大量文献资料，在此对原作者表示衷心感谢！最后，愿我们所集之方，能够解除患者的病痛，这将是我们最为欣慰的事。

总主编　张光荣

2013 年 10 月

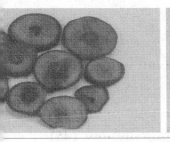
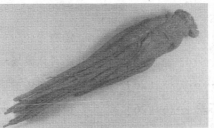
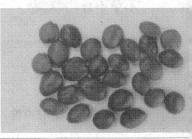

目录

1

第二章 男性不育

第一节 精子异常所致不育

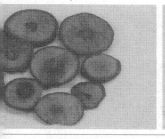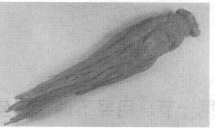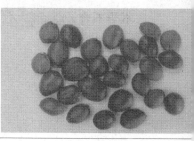

第一章
女性不孕

　　不孕症是由许多疾病或多种因素造成的生殖障碍，不是独立的疾病，而是一种较常见又复杂的临床综合病证。不孕症不仅使许多年轻的夫妇享受不到做父母的乐趣，也给双方及家庭带来沉重的心理、社会压力，甚至会导致婚姻关系的破裂。近年来，不孕症发病率有逐年上升趋势，且已成为影响人类发展与健康的一个全球性医学和社会学问题。一般来说，在具备生育的年龄段，男女婚后同居一定时间，性生活正常、未避孕，或曾有生育或流产史，又连续1年以上没有避孕而未妊娠者称为不孕症。有资料显示：婚后1年内有90％的女方能成功受孕，婚后2年初孕率可达95％左右。生儿育女夫妇双方都有责任，由于女方原因引起的不孕统称为不孕症。

第一节　月经不调性不孕

月经不调是指妇女行经失去正常规律，期、量、色、质发生异常变化。因妇女长期月经不调，夫妇同居 1 年以上不受孕者，称为月经不调性不孕。

中医学有"调经种子"之说。《济阴纲目》引娄氏语："求子之法，莫先调经，每见妇人无子者，其经必或前或后，或多或少，或将行作痛，或行后作痛，或紫或黑，或淡或凝而不调，不调则气血乖争，不能成孕矣。故月经不调，常致不孕，亟宜调治经病，经调则易孕"。《万氏妇人科》中指出"女子无子，多因经候不调……此调经为女子种子紧要也"。朱丹溪谓："求子之道，莫先调经"。可见月经准期，受孕机会就较多。调经之治，无非辨证求因，审因论治，五脏之中，与女子不孕症最为紧要的是肝、肾，因此，调经种子之时常以疏通肝、滋育肾为总纲。虚则补之，郁则疏之，寒则温之，热则清之，而主要在于调肝。因肝藏血、主疏泄、喜条达，肝气郁结、疏泄失常可致冲任失调，引起月经诸病。古人称肝为女子之先天，肝肾同居下焦，精血同源，又为冲任之本，故调肝肾等于调冲任，补肝肾即盛冲任之源。凡症见情志不舒，经前胁下或两乳房胀痛，经量颜色异常，经期或先或后无定期，脉弦者都宜调肝开郁，常用逍遥散加香附、菟丝子、元胡、玫瑰花、益母草等治之。只有肝之疏泄正常，才能血脉流畅，冲任二脉调和，血海满盈，才能有子。同时《素问·上古天真论》："女子二七，天癸至，任脉通，太冲脉盛，月事以时下，故有子。"肾为生殖之根本，在女性生理病理过程中起着重要作用，尤其是与女子的月经产生和种子妊娠过程的正常与否关系极为密切；肾藏精主生殖，胞络者系于肾，胞宫通过胞络与肾相连，胎之成与安否亦依赖肾精之充足和肾气之旺盛。故补肾助孕是治疗不孕的基本着眼点。因此月经病属虚者多补肾扶脾以养精血，实证则多疏肝理气活血，更应结合经前期、经行期、经间期而调其阴阳是调经的有效途径。经后至排卵期前，为冲任、胞宫气血复常，肾中阴阳转化时期，由阴转阳，在肾阴充实的基础上发挥肾阳功能。治宜滋肾养阴如肉苁蓉、知母、制首乌等，稍佐温肾补气之品，治疗以调经促卵为原则，使黄体功能健全，受精卵着床发育。经调则易于受孕。

月经周期是肾阴阳转化的一种生理表现。西医学认为，正常的月经是排卵功能正常的标志，其调节机制主要与下丘脑－垂体－卵巢轴有关。月经不调可见于内分泌功能失调性疾病及器质性疾病，如月经过少甚至稀发常见于多囊卵巢综合征、卵巢储备功能低下、宫腔粘连、卵巢早衰等；经期延长常见于黄体功能不全、子宫内膜炎、盆腔炎等。此类疾病引起不孕的机制主要为：卵泡发育不良、排卵功能障碍、内膜容受性因素、盆腔炎性因子活跃等致孕卵结合、着床失败，黄体功能不全无法支持受精卵的进一步生长发育等。通过对月经周期不同阶段的调理，能改善内分泌紊乱、调节免疫环境，在卵泡期促进卵泡生长，增加子宫内膜厚度；排卵期促进卵泡破裂；黄体期改善内膜容受性及黄体功能，有助孕卵着床，妊娠成功。

调经种玉汤

香附　当归　川芎各15g　白芍　熟地黄各10g　陈皮　吴茱萸丹皮　茯苓各6g　生姜3g

【用法】水煎服，每天2次，每日1剂，月经期随症加减服用调经种玉汤，经净后改为散剂服用，早晚各10g，每2个月为1个疗程。

【功效】补血疏肝，调经促孕。

【适应证】**月经不调性不孕症（肝郁气滞伴血虚）。**症见：婚久不孕，月经周期延迟或先期，量少，色淡红，质薄；或精神抑郁，小腹胀痛，不欲饮食；或神疲肢倦，头晕眼花，心悸气短，面色萎黄；舌质淡，苔薄白，脉细弦。

【临证加减】月经先期者，去吴茱萸、生姜、熟地黄，加生地黄、黄芩、焦山栀子；月经后期者，去丹皮，加桂枝、台乌；经期腹胀疼痛者，以胀甚于痛者，加台乌、木香；痛甚于胀者，加苏木、桃仁、红花、乳香、没药；经期乳房胀痛有结块者，加橘核、穿山甲、王不留行、牡蛎；小腹冷痛者，加紫石英、鹿角霜、小茴香；输卵管不通者，加皂角刺、穿山甲、路路通；幼稚子宫者，加紫河车、鹿角霜、巴戟天、淫羊藿。

【疗效】治疗84例，有效（治疗3个疗程怀孕）77例，无效（疗3个疗程未怀孕）7例，总有效率为91.4%。

【来源】王志辉，陈宏东，王庆虎．调经种玉汤治疗妇科不孕症84例．陕西中医，

2001, 23 (11): 983-984

六子煎

熟附子　枸杞子　菟丝子各9g　覆盆子　女贞子　白术　黄芪各15g　茺蔚子　王不留行各10g　桂枝6g

【用法】水煎服，每天2次，日1剂，连续治疗3个月以上。

【功效】益肾调经，补气健脾，温补冲任。

【适应证】**月经不调性不孕症（肾气虚证）**。症见：婚久不孕，月经周期或前或后，经量或多或少，色淡黯，质清稀；腰膝酸软，头晕耳鸣，面色晦暗或有黯斑；舌淡黯，苔白润，脉沉细。

【来源】王维恒. 不孕不育千家妙方. 北京：人民军医出版社，2011：7

助孕汤

当归　茯苓　泽兰　牛膝　川续断　巴戟天　茺蔚子　女贞子各10g　鹿角片（先煎）　紫石英（先煎）各15g　川芎　红花各6g

【用法】水煎服，每天2次，于月经周期第8天开始服，每日1剂。

【功效】温补肾阳，养血活血。

【适应证】**月经不调及黄体功能不足而致的不孕症（肾阳虚夹血瘀）**。症见：婚久不孕，女子月经迟发，或月经后推，或停闭不行，经色淡暗，带下量多，清稀如水；性欲淡漠，小腹冷，头晕耳鸣，腰膝酸软，眼眶暗，面部暗斑，或环唇暗，舌质淡暗或紫暗或舌边有瘀点，苔薄白，脉弦或弦细涩或沉细尺弱。

【临证加减】黄体功能不足者，除服上述药物外，于月经周期第17天，加醋柴胡6g，当归、白芍、炒白术、制香附、合欢皮、菟丝子、覆盆子、川续断、巴戟天各10g，鹿角片（先煎）、女贞子各15g。

【疗效】治疗43例，妊娠33例，无效10例，妊娠率达76.74%。

【来源】张振雯. 中药助孕方和西药激素疗法治疗不孕症86例. 新中医，1995，27(12)：35-36

散结消症汤

丹参20g　赤芍　水蛭　黄芪　桃仁各15g　牡丹皮　莪术各12g

桂枝 9g

【用法】水煎服，每天 2 次，日 1 剂。

【功效】调经止痛，凉血散瘀。

【适应证】**月经不调性不孕（冲任气血不和，瘀血凝滞）**。症见：婚久不孕，经行量或多或涩少，色紫暗，有血块；经行腹痛，血块排出后胀痛减轻；舌紫暗或有瘀点，脉沉涩。

【临证加减】痛经剧烈者，加蒲黄、五灵脂各 10g，元胡 12g；月经过多，或经期延长者，去桂枝，加茜草、海螵蛸各 20g，三七粉 3g（冲服），花蕊石 30g（先煎）。

【来源】刘学勤. 千家名老中医妙方秘典. 北京：中国中医药出版社，1994：708

❀ 育孕汤

当归（酒洗） 川芎 吴茱萸各 12g 醋香附 熟地黄（酒洗）各 18g 白芍 茯苓 陈皮 元胡各 9g 紫河车粉 3g（冲服）

【用法】水煎服，每天 2 次，待经至之日起日 1 剂，连服 5 剂为 1 个疗程。

【功效】补血行气，调经育孕。

【适应证】**月经不调性不孕（血虚气滞）**。症见：形体消瘦，面色不华，经期提前，量多少不一，时有小血块腹微痛，倦怠乏力，平时易怒，舌质稍暗红，苔薄白，脉象细弦。

【临证加减】经期错后，色淡者加肉桂 6g；经期提前色紫者加黄芩 6g；气郁者加柴胡 6g；血虚者把紫河车粉增至 7g。

【疗效】治疗 18 例，有效 17 例，无效 1 例，总有效率为 94.5%。

【来源】高惠和. 育孕汤治疗不孕症 18 例. 河北中医，1990，11（2）：39

❀ 活血通经汤

当归 生地黄 川牛膝 枳壳各 15g 红花 桃仁 赤芍 桔梗 川芎 柴胡 香附各 10g 炙甘草 6g

【用法】水煎服，每天 2 次，日 1 剂。

【功效】活血理气，调经祛瘀。

【适应证】**闭经所致之不孕症（气滞血瘀）**。症见：婚久不孕，月经停闭不行，胸胁、乳房胀痛，精神抑郁，少腹胀痛拒按，烦躁易怒，舌紫暗，有瘀点，脉沉弦而涩。

【来源】王维恒．不孕不育千家妙方．北京：人民军医出版社，2011：6

调经方

当归15g　川芎15g　熟地20g　香附20g　枣皮15g　白芍20g　丹皮15g　茯苓20g　陈皮10g　元胡15g　甘草5g　路路通30g　甲珠10g

【用法】水煎服，每天2次，日1剂。

【功效】补血养血，舒肝解郁，活血调经。

【适应证】**月经不调性不孕症（血虚肝郁）**。症见：婚久不孕，月经先后不定，经量或多或少，色淡红或黯红，质清稀，或有血块；或小腹绵绵作痛，或胸胁、少腹胀痛，脘闷不舒；或心悸少寐，面色苍白；或嗳气食少，舌质淡红，苔薄白或薄黄，脉细弦。

【来源】邓国芝．不孕症的临床治验．中华中西医杂志，2008，9（6）：526

逍遥散加味

当归12g　白芍15g　柴胡9g　白术9g　茯苓9g　郁金9g　花粉6g

【用法】水煎服，每天2次，日1剂。

【功效】疏肝益脾，调经种子。

【适应证】**月经不调性不孕症（肝郁脾虚）**。症见：婚后多年不孕，月经先后不定期，有血块，经前乳房胀痛，精神抑郁，心烦易怒，胸闷善叹息，舌淡暗，脉弦。

【临证加减】肝郁化火者加栀子12g、丹皮9g；经前乳房胀痛加炒麦芽30g；乳房有块加橘核15g、路路通15g；乳房灼热加川楝子15g；胸闷胀满甚者，去白术，加青皮9g、玫瑰花9g；经行小腹胀痛者，加元胡15g、乌药12g；梦多睡眠不安者，加枣仁12g、合欢皮12g；兼肾虚者，加菟丝子30g、熟地20g。

【疗效】治疗 137 例，有效 95 例，无效 42 例，总有效率占 69.34%。

【来源】史林．不孕症的中医及心理治疗体会．中华现代中西医杂志，2007，5
（3）：35

疏肝助孕汤

柴胡　郁金　青皮　赤芍　白芍　怀牛膝各9g　制香附　制延胡
王不留行　路路通　当归　炮穿山甲　鹿角霜各12g

【用法】水煎服，每天 2 次，日 1 剂，月经干净后第 3 天开始服药，连服
7 剂。下月月经来潮时肝郁症状消失或基本消失者，可停药观察；如未完全消
失，可如前再服。

【功效】疏肝理气，活血通络。

【适应证】**不孕症（肝郁失疏，气滞血瘀于胞宫）**。症见：婚久不孕，月
经常延期，经来小腹胀痛剧烈，经量一般，色紫黑无块，经行欠畅，延五六
日始净，舌苔薄腻，脉弦滑。

【临证加减】以经前胸胁、乳房胀痛为主者，加生麦芽、蒲公英各30g；
以经潮时小腹胀痛为主者，加泽兰15g、丹参20g

【疗效】治疗 65 例，痊愈 45 例，有效 17 例，无效 3 例，总有效
率95.4%。

【来源】许茂祥．自拟疏肝助孕汤治疗肝郁不孕症探析．中国中医药咨询，2011，3
（12）：119

调经三联方

经前：当归 12g　炒白芍 15g　柴胡 15g　醋炒香附 10g　泽兰叶
10g　桃仁 10g　青皮　陈皮各 10g　红花 6g　山栀 6g　甘草 6g

行经：当归 12g　川芎 10g　桃仁 10g　红花 10g　炮姜 6g　益母
草 15g　甘草 6g

经后：熟地 15g　白芍 15g　当归 12g　茯苓 12g　太子参 12g　黄
芪 25g　白术 10g　女贞子 10g　甘草 6g

【用法】水煎服，每天 2 次，日 1 剂。

【功效】经前：疏肝理气，通经活血；行经：活血祛瘀；经后：滋阴补肾

调经。

【适应证】 **月经不调（经前肝气郁结、行经血瘀、经后肾阴虚）。** 症见：经前女子月经不调，先后不定期，经量多少不一，或经前乳房胀痛或溢乳，少腹急迫或胀痛，或经前腹痛，经前烦躁易怒；精神抑郁、焦虑、紧张、悲观、善叹息；舌暗红，舌边有瘀点，脉弦细。经后形体消瘦，头晕耳鸣，腰膝酸软，五心烦热，失眠多梦，眼花心悸，肌肤失润，舌质稍红略干，苔少，脉细。行经经来腹痛，甚或呈进行性加剧，不能坚持正常的工作，经量多少不一，经色紫暗，有血块，块下痛减，有时经行不畅、淋漓难净，或经间出血，舌质紫暗或舌边有瘀点，苔薄白，脉弦或弦细涩。

【临证加减】 头痛者，加白芷 10g；腰酸腹痛者，加杜仲 10g、淮山药 10g、牛膝 10g；崩中漏下者经后方去白术、女贞子、太子参，加阿胶（烊冲）10g、川续断 10g、红参 10g、黄芪 10g；气血两虚者，重用当归 12g，黄芪 30g。

【疗效】 治疗 60 例，服三联方 9 剂而愈，月经正常 21 例，有效（服药 15 剂）32 例，好转 7 例，总有效率 88.3%。

【来源】 朱守庆. 调经三联方治疗月经失调 60 例. 江苏中医, 1992, 13 (3)：9

🪷 蠲痛种子汤

丹参　当归各30g　香附　白芍各15g　补骨脂　桃仁　元胡　川楝子　川芎　川牛膝　五灵脂各10g　制没药　木香　炮姜各6g

【用法】 水煎服，每天 2 次，日 1 剂。

【功效】 理气活血，温肾散寒。

【适应证】 **痛经不孕（肾虚血瘀）。** 症见：婚久不孕，女子月经迟发，或月经后推，或停闭不行，经色淡暗，带下量多，清稀如水；性欲淡漠，小腹冷，头晕耳鸣，腰膝酸软，眼眶暗，面部暗斑，或环唇暗，舌质淡暗或紫暗或舌边有瘀点，苔薄白，脉弦或弦细涩或沉细尺弱。

【临证加减】 行经乳胀重者，加橘核 15g；经行腰痛者，加桑寄生、川续断各 15g；输卵管不通畅者，加皂角刺 15g、穿山甲 10g；黄体功能欠佳者，加淫羊藿 15g、巴戟天 10g。

【疗效】 治疗 23 例，痊愈 18 例，有效 3 例，无效 2 例，总有效率 92.3%。

【来源】 郑其国. 蠲痛种子汤治愈痛经不孕 23 例探讨. 浙江中医杂志, 1992, 27

（10）：470

🪷 暖宫促孕方

艾叶 桑寄生 熟地 赤芍 川续断 狗脊各15g 香附 吴茱萸 川芎 当归 乌药各10g 茴香5g

【用法】水煎服，每天2次，日1剂。

【功效】温暖胞宫，调经助孕。

【适应证】**不孕症（肾阳虚衰，胞宫寒冷）**。症见：婚久不孕，女子月经迟发，或月经后推，或停闭不行，量少，经色淡暗，经行腹痛，带下量多，清稀如水；性欲淡漠，小腹冷，头晕耳鸣，腰膝酸软，眼眶暗，面部暗斑，或环唇暗，舌质淡暗或紫暗，苔薄白，脉沉细尺弱。

【临证加减】经行量增，脉舌均趋正常后，可加党参10g、白芍15g。

【来源】刘学勤. 千家名老中医妙方秘典. 北京：中国中医药出版社，1994：708

🪷 河车种玉汤

紫河车20g 熟地15g 山萸肉 茯苓 白术各12g

【用法】水煎服，每天2次，日1剂。

【功效】补肾调经助孕。

【适应证】**不孕症（肾虚证）**。症见：婚久不孕，月经周期或前或后，或经行腹痛，经量或多或少，色淡暗，质清稀；或乳房胀痛；腰膝酸软，头晕耳鸣，面色晦暗或有黯斑；舌淡黯，苔白润，脉沉细。

【临证加减】经前加当归、白芍、丹皮、天花粉各10g，香附6g；经后加党参、菟丝子各20g、山药15g、杜仲12g、炙甘草6g；胸胁胀满较甚者，加绿梅花、小青皮各6g；经前乳胀者，加王不留行5g、橘核6g、路路通10g；乳房胀痛者，加川楝子10g、蒲公英15g；经行腹痛者，加益母草、元胡各10g。

【疗效】治疗58例，妊娠43例，无效15例，妊娠率74.5%。

【来源】吴品琼. 河车种玉汤治疗不孕症58例. 浙江中医杂志，1998，33（6）：272

🪷 丹参牛膝四物汤

红花 桃仁 当归 丹参各15g 生熟地 川芎 赤白芍 制香

附 淮牛膝各9g

【用法】水煎服，每天2次，日1剂。

【功效】活血化瘀，补肾理气。

【适应证】**不孕症（血瘀）**。症见：婚久不孕，女子月经迟发，或月经后推，或停闭不行，经色淡暗，带下量多；头晕耳鸣，腰膝酸软，眼眶暗，面部暗斑，或环唇暗，舌质紫暗或舌边有瘀点，苔薄白，脉弦或弦细涩。

【临证加减】肾阳虚型加上官桂3g、艾叶6g、紫河车、补骨脂各15g；肾阴虚型加女贞子、旱莲草各15g，丹皮、地骨皮各9g；肝郁型加柴胡、青皮、桔梗各6g、八月札15g；痰湿型加巴戟天、淫羊藿各15g、厚朴9g、陈皮6g；血瘀型加路路通、穿山甲、三棱、王不留行、败酱草各15g。

【疗效】治疗121例，有效75例，无效46例，总有效率62%。

【来源】沈观印.121例不孕症临床观察.上海中医药杂志，1995，1（11）：23

🪷 温经摄血汤

酒洗川芎 土炒白术各15g 熟地 酒炒白芍各30g 五味子1g
肉桂 柴胡各1.5g 续断3g

【用法】水煎服，每天2次，日1剂，早晚空腹服用，就诊之日即开始服，经期不停药，30剂为1个疗程，一般需服用3个疗程。

【功效】温肾养肝，调和气血，固摄冲任。

【适应证】**不孕症（肝郁血瘀，宫寒不孕）**。症见：婚久不孕，月经后期，经量少，色淡黯，伴血块，经行多伴有小腹痛，怕冷，无力，经前乳胀，舌暗，脉弦。

【临证加减】气虚者，加人参6g、黄芪15g；虚热者，去肉桂，加牡丹皮、黄芩各9g；偏阳虚者，加菟丝子10g、肉苁蓉、淫羊藿各12g；偏阴虚者，酌加滋补肝肾之品。

【疗效】治疗76例，显效（月经恢复正常并妊娠）38例，有效（月经恢复正常）29例，无效（月经仍未恢复正常）9例，有效率89%。

【来源】杜竹枝，史亚菲.温经摄血汤治疗不孕症76例.河南中医，2007，27（4）：53

益母种子汤

益母草 30g　茺蔚子 9g　紫石英 20g　菟丝子 20g　阳起石 12g

【用法】水煎服，每天 2 次，日 1 剂，月经期间、发热、腹泻暂停服药，每月月经干净后连服 10 剂。

【功效】温肾调经，调补冲任。

【适应证】**原发不孕症（肾气不足，冲任失养）**。症见：婚久不孕，月经初潮迟晚，行经后又多延期，经来量少，色淡，腰膝酸软，带下绵绵如水，特别是时常小腹冰冷，伴有隐痛，尤以天气变化为著，舌体胖大，脉微小沉细，两尺尤显。

【疗效】治疗 168 例，2 年内治愈 151 例，无效（未孕）者 17 例，治愈率 89.88%。

【来源】刘建爱，刘群英. 自拟益母种子汤治疗原发不孕症 168 例. 吉林中医药，1998，18（3）：28

加味益母胜金丹

益母草　制香附　紫丹参　当归各 15g　川芎　生白术　制苍术　赤芍　白芍各 10g　生地 30g　广木香　砂仁各 6g

【用法】水煎服，每天 2 次，日 1 剂，自月经干净后第 3 天开始服药，连续服药 10 剂，至下个月经周期如法再服，服药 3 个月经周期为 1 个疗程。

【功效】理气调肝，和营畅卫。

【适应证】**不孕症（肝郁气滞）**。症见：婚久不孕，女子先后不定期，经量多少不一，或经前乳房胀痛或溢乳，少腹急迫或胀痛，或经前腹痛，经前烦躁易怒；精神抑郁、焦虑、紧张、悲观、善叹息；舌暗红，舌边有瘀点，脉弦细。

【临证加减】偏于气郁者，加青皮、薄荷各 5g；偏于痰湿者，加化橘红 10g、白茯苓 30g；偏于血滞者，加桃仁、川牛膝各 15g；偏于精亏者，加鹿角霜 30g、枸杞子 15g。

【疗效】治疗 36 例，怀孕 30 例，无效 6 例，妊娠率 66.7%。

【来源】杨一虹. 加味益母胜金丹治疗不孕症 36 例. 浙江中医杂志，1994，29（7）：296

🪷 益阳渗湿汤

熟地黄　山药　白术　茯苓　枸杞子　巴戟天　菟丝子　鹿角胶　补骨脂30g　泽泻　肉桂　附子　甘草各20g　陈皮10g

【用法】水煎服，每天2次，日1剂。

【功效】养血调经，益阳渗湿。

【适应证】**不孕（肾阳虚）**。症见：婚久不孕，月经量少，色清稀，白带绵绵，腰酸腿软，四肢不温，大便溏薄，头眩健忘，面色灰暗，舌质淡润，苔白滑，脉象沉弱。

【临证加减】带下清稀、量多，加鹿角霜、金樱子；月经后期、量少，加当归、川芎、怀牛膝；肝气郁结者，加郁金、佛手、乌药。

【来源】韩百灵主编．百灵妇科．哈尔滨：黑龙江人民出版社，1980：154

🪷 行滞化瘀种子方

当归　赤芍　牡丹皮　香附　郁金各9g　川芎　红花各6g　桃仁　枳壳各12g　丹参15g

【用法】水煎服，每天2次，日1剂。

【功效】理气活血，化瘀种子。

【适应证】**不孕症（气滞血瘀）**。症见：婚久不孕，经行腹痛，月经失调，经色暗斑夹块，瘀块排出后痛减，乳胀，舌黯边有紫斑，脉弦。

【临证加减】气滞明显者，加素馨花、砂仁、厚朴。

【来源】李丽芸，王小云．中医妇科临证证治．广州：广东人民出版社，1999：280

🪷 益气化瘀种子汤

党参　黄芪　丹参各15g　白术　当归各9g　炙甘草　川芎各6g　鸡血藤30g　赤芍12g

【用法】水煎服，每天2次，日1剂。

【功效】活血化瘀，益气种子。

【适应证】**不孕症（气虚血瘀）**。症见：婚久不孕，面色无华，神疲肢倦，小腹坠痛，月经量多有块，舌淡暗，苔白，脉细弱。

【来源】李丽芸，王小云．中医妇科临证证治．广州：广东人民出版社，1999：280－293

调补冲任汤

熟地 10g　全当归 10g　白芍 15g　桑椹子 15g　桑寄生 15g　女贞子 15g　淫羊藿 10g　阳起石 10g　蛇床子 3g

【用法】隔天 1 剂。

【功效】温补肾气，养血补肝。

【适应证】**不孕症（冲任不足，肝肾两虚）**。症见：婚久不孕，月经先期或后期，量少，色淡，经行少腹疼痛，头晕耳鸣，倦怠乏力，舌苔薄白，脉沉无力或细数。

【临证加减】偏阳虚者加鹿角霜 10g（或鹿角片 10g，鹿角粉 3～6g）、附子 6g；偏阴虚者加龟甲、柏子仁各 10g，玉竹、生地各 15g；气虚者加党参、黄芪各 15g；血虚者加黄精 15g、白芍 10g；湿热者加黄柏 6～10g，椿根皮、泽泻各 10g；宫寒者加吴茱萸 6g、细辛 3g、陈艾 5g；痰湿者加苍术、白术、陈皮、半夏、山楂各 10g；气滞者加香附、乌药、青陈皮各 10g，逍遥丸 15g 包煎；血瘀者加穿山甲、皂角刺各 10g，失笑散 15g（包煎）。

【来源】杨思澍，严秀澜，王新佩．中国现代名医验方荟海．武汉：湖北科学技术出版社，1996：1513

活血调经散敷脐

鹿茸 3g　肉桂心　白芍　红花各 6g　当归 9g　川芎　干姜各 6g

【用法】共研细末，每次取 3.5g，填于脐内，外以镇江膏封贴。7 日上药1 次，8 次为 1 个疗程。

【功效】益肾温阳，活血调经。

【适应证】**月经不调性不孕（肾阳虚证）**。症见：婚久不孕，月经迟发，或月经后推，或停闭不行，经色淡暗，性欲淡漠，小腹冷，带下量多，清稀如水。头晕耳鸣，腰膝酸软，夜尿多，眼眶黯，面部黯斑，或环唇黯；舌质淡暗或淡胖，苔白，脉沉细尺弱。

【来源】王维恒，不孕不育千家妙方．北京：人民军医出版社，2011：6

第二节　免疫性不孕

免疫性不孕是指因免疫性因素而导致的不孕，约占不孕症患者中的10%~30%，其中包含有 AsAb、EMAb、抗卵子抗体等各类免疫性不孕。总之，如果一对原因不明的不孕夫妇，男方精液常规检查正常，多次 PCT 阴性，女方血清中或宫颈黏液中存在 AsAb，或抗卵巢透明带抗体阳性，即可诊断为免疫性不孕。

目前对于免疫性不孕的诊治研究现代医学尚无突破性进展，研究最多的是抗精子免疫，只是根据一些体外试验和 PCT 发现精子异常凝集和制动现象来诊断。有学者提出免疫性不孕的诊断标准：①不孕期超过 3 年；②除外致不孕的其他原因；③可靠的检测方法证实体内存在抗生育免疫；④体外实验证实抗生育免疫干扰人精卵结合。在上述 4 项标准中，满足前 3 项可做出免疫性不孕症的临床诊断；若同时满足 4 项标准则肯定临床诊断。免疫性不孕的临床表现，除不孕外，男方精液常规及女方生殖道功能均在正常范围，可有生殖道炎症的表现，如宫颈炎；盆腔炎引起的白带异常、下腹疼痛等，甚至内异症的表现。

免疫性不孕与先天禀赋不足、外感六淫之邪、营卫气血失调、脏腑功能紊乱、湿热瘀血内生因素相关。肾为先天之本，肾藏精，主生殖，胞络系于肾，肾有阴阳二气，为水火之宅，五脏之阴液非此不能生，五脏之阳气非此不能发。肾主纳气，气根于肾而归于肺，故有助肺之吸气和肃降，肾虚则肺也虚。肾为先天之本，脾为后天之本，脾之健运，有赖于肾阳之温煦。肝肾同居下焦，肝木需赖肾水的濡养，肾精充养，则肝也得滋养。当肝木失常时，将影响心肾的交合，因为肝郁气滞，上不能济心火，下不能引肾水。从临床观察可以看到，本病既与以肾为主的脏腑整体的阴阳气血失调有关，又与局部的郁火、湿热、血瘀有关。整体的阴阳气血失调，阴阳气血不足则人体免疫物质基础缺乏、功能低下，抗力不强。外邪入侵胞宫胞络，伏于血分，使冲任、胞宫损伤，邪毒或湿热与血相搏击，扰乱冲任、气血，影响精卵结合，而至不孕；或者深入子宫胞络。精卵结合后，将影响胚胎发育。免疫性不孕疾病的发生取决于正气的盛衰。正气的强弱是疾病发生与否的决定性的因素。故临床上常见的证候以肾虚为本，湿热、血瘀为标。治疗上多采用攻补兼施的方法。肾阴虚者，以滋阴降火、调肝宁神为主治疗；肾阳虚者，以补肾健脾、温阳化瘀为主治疗；湿热者，以清热利湿、滋阴养血为主治疗；血瘀者，以活血化瘀、滋阴助阳为主治疗。

补肾固元汤

肉桂 20g　枸杞 10g　桑椹 12g　当归 10g　何首乌 12g　熟地 12g　山萸肉 10g　山药 10g　泽泻 12g　茯苓 15g　丹皮 10g

【用法】水煎服，每天 2 次，日 1 剂。

【功效】滋补肝肾，助阳活血，调冲任，消抗体。

【适应症】**免疫性不孕（脾肾阳虚）**。症见：婚久不孕，月经迟发，或月经后推，或停闭不行，经色淡暗，性欲淡漠，小腹冷，带下量多，清稀如水。或神疲气短，小腹空坠，四肢不温；头晕耳鸣，腰膝酸软，夜尿多，眼眶黯，面部黯斑，或环唇黯；舌质淡暗或淡胖，苔白，脉沉细尺弱。

【疗效】治疗 35 例，转阴 25 例，有效率 71.4%。

【来源】廖可中，黄秀红．补肾固元汤治疗脾肾阳虚型免疫性不孕症临床观察．中国民族民间医药杂志，2012，21（16）：143

消抗汤

黄芪 20g　蒲公英 20g　贯众 20g　山药 15g　续断 15g　赤芍 15g　丹参 15g　菟丝子 10g　枸杞 10g　牡丹皮 10g　红花 10g　红藤 30g

【用法】水煎服，每天 2 次，日 1 剂，同时口服泼尼松片 2 片，每日 2 次，维生素 C、E 片，每次 2 片，每日 2 次，坚持服用 3 个月。

【功效】清热利湿，化瘀消抗。

【适应证】**免疫性不孕（湿热瘀阻）**。症见：婚久不孕，月经经期延长，经行量多，下腹部时有疼痛，带下量多，色黄如脓，或赤白兼杂；兼见身热口渴，心烦不宁，大便秘结，小便黄赤；舌暗红，有瘀斑，苔黄，脉弦滑数。

【疗效】治疗 38 例，痊愈（AsAb 检查结果转阴，3 个月内怀孕）13 例，有效（AsAb 检查结果转阴，3 个月内未怀孕）18 例，无效（AsAb 检查结果阳性，3 个月内未怀孕）7 例，有效率 81.6%。

【来源】李倩. 消抗汤治疗免疫性不孕不育的临床研究分析. 中医临床研究，2012，4（9）：69 - 70

消抗灵

丹参 20g　赤芍 10g　红花 3g　枸杞 15g　熟地黄 15g　当归 12g
白芍 10g　益智仁 10g　黄芪 15g　党参 15g　菟丝子 12g　鹿角霜 10g
山萸肉 10g　香附 10g　丹皮 6g　泽泻 6g　甘草 3g

【用法】水煎服，每天 2 次，日 1 剂。连服 1 个月为 1 个疗程。

【功效】补肾填精，活血消抗。

【适应证】**免疫性不孕抗体阳性（肾虚血瘀）**。症见：婚久不孕，月经不调或停闭，经量或多或少，经色黯或紫暗，经来腹痛，甚或呈进行性加剧。有时经行不畅、淋漓难净。头晕耳鸣，腰膝酸软，精神疲倦，小便清长；舌淡或紫暗，苔薄白，脉沉细，两尺脉弱或脉细涩。

【疗效】治疗 214 例，共用 2 个疗程。治愈（AsAb 和 EMAb 阳性转为阴性并受孕）130 例，有效（AsAb、EMAb 均转阴，1 年内尚未受孕）65 例，无效（免疫抗体均未转阴）19 例，总有效率为 91.1%。

【来源】赵成元，王丽，喻麟琳，等. 自拟中药消抗灵治疗免疫性不孕抗体阳性 214 例临床疗效观察. 山西医药杂志，2012，41（4）：415 - 416

助孕汤

续断 15g　桑寄生 15g　女贞子 15g　黄芪 15g　白术 15g　茯苓 15g　丹参 15g　益母草 15g　甘草 5g

【用法】水煎服，每天 2 次，日 1 剂，经期停用，疗程 1~3 个月。

【功效】补肾填精，益气助孕。

【适应证】**免疫性不孕（肾气虚证）**。症见：婚久不孕，月经或先或后，甚至停闭，经量或多或少，色黯；头晕耳鸣，腰膝酸软；舌淡、苔薄，脉沉细，两尺脉弱。

【疗效】治疗 54 例，治愈（抗体转阴，内分泌指标明显改善，孕 12 周以上）25 例，好转（抗体转阴）24 例，无效（抗体未转阴，内分泌指标无明显变化，未孕）5 例，有效率 90.74%。

【来源】刘昱磊，王俊玲，滕辉. 助孕汤治疗免疫性不孕不育的临床观察. 山东医药，2011，51（5）：98－99

补肾活血方

山茱萸　当归　生地黄　枸杞　鸡血藤　茯苓各 15g　桃仁　牡丹皮　赤芍各 9g　红花 5g　香附 6g

【用法】水煎服，每天 2 次，日 1 剂，3 个月为 1 个疗程，第 1 个疗程服泼尼松日 2 次，每次 5mg，第 2 个疗程服泼尼松日 1 次，每次 5mg，第 3 个疗程隔日服泼尼松 1 次，每次 5mg，月经期停服中药。

【功效】补肾填精，益气活血。

【适应证】**免疫性不孕症（肾虚伴血瘀）**。症见：婚久不孕，月经不调或停闭，经量或多或少，经色黯或紫暗，经来腹痛，甚或呈进行性加剧，有时经行不畅、淋漓难净。头晕耳鸣，腰膝酸软，精神疲倦，小便清长；舌淡或紫暗，苔薄白，脉沉细，两尺脉弱或脉细涩。

【临证加减】阴虚加女贞子、墨旱莲各 10g，阴虚火旺加知母、黄柏各 10g，挟湿热加白花蛇舌草、蒲公英各 6g。

【疗效】治疗 35 例，治愈 15 例，有效 12 例，无效 8 例，有效率 77.14%。

【来源】刘丽霞. 自拟补肾活血方联合西药治疗免疫性不孕症 35 例临床观察. 中国民族民间医药杂志，2011，20（1）：124

补肾活血消抗汤

熟地 20g　山药 10g　山茱萸 10g　灵芝 15g　菟丝子 15g　枸杞子 10g　丹参 15g　当归 15g　香附 10g　益母草 12g　忍冬藤 15g　败酱草 15g　甘草 5g

【用法】水煎服，每天 2 次，日 1 剂。

【功效】补肾填精，活血消抗。

【适应证】**免疫性不孕症（肾虚血瘀）**。症见：婚久不孕，月经不调或停闭，经量或多或少，经色黯或紫暗，经来腹痛，甚或呈进行性加剧，有时经行不畅、淋漓难净。头晕耳鸣，腰膝酸软，精神疲倦，小便清长；舌淡或紫暗，苔薄白，脉沉细，两尺脉弱或脉细涩。

【疗效】治疗 30 例，治愈 12 例，好转 10 例，无效 8 例，有效率 73.33%。

【来源】谭迎春，刘莉丽，王瑛．补肾活血消抗汤治疗免疫性不孕临床观察．中国健康月刊，2010，29（3）：61–62

🪷 促孕 2 号方

三七 10g　丹参　当归　川芎　白芍　红花　桃仁　枳壳　枸杞　白术　淫羊藿各 15g　熟地 12g

【用法】水煎服，每天 3 次，日 1 剂。经期停服，连服 1 个月为 1 个疗程。共用 3 个疗程，治疗期间每月复查 1 次 AsAb，转阴以后，停药观察，不再采用避孕措施，以便受孕。

【功效】活血化瘀，疏理冲任，补肾养血。

【适应证】**免疫性不孕症（瘀滞胞宫）**。症见：婚久不孕，女子月经多后期或周期正常，经来腹痛，甚或呈进行性加剧，不能坚持正常的工作，经量多少不一，经色紫暗，有血块，块下痛减，有时经行不畅、淋漓难净，或经间出血，或肛门坠胀不适，性交痛；舌质紫暗或舌边有瘀点，苔薄白，脉弦或弦细涩。

【临证加减】气虚者，加黄芪、党参；血热者，加野菊花、白花蛇舌草；肾阳虚者，加鹿角胶、杜仲；肾阴虚者，加生地、龟板、旱莲草。

【疗效】治疗 56 例，妊娠 30 例，AsAb 转阴 51 例，妊娠率 53.6%，转阴率 91.1%。

【来源】高秀玲，耿俊民．促孕 2 号方治疗免疫性不孕症 56 例．陕西中医，2007，28（7）：801

🪷 补肾泄浊汤

菟丝子　枸杞子　淫羊藿　金银花　紫花地丁　牡丹皮　泽泻　车前子　川牛膝各 10g　生薏苡仁 20g　黄柏 5g　生甘草 9g

【用法】水煎服，每天 2 次，月经前 6~15 天，日 1 剂。

【功效】补肾泄浊。

【适应证】**免疫性不孕症（肾虚湿浊）**。症见：婚久不孕，女子月经迟发，或月经后推，或停闭不行，经色淡，带下量多，色黄，质黏稠；性欲淡漠，小腹冷，头晕耳鸣，腰膝酸软，胸闷纳呆，大便溏，或秘结，舌质淡暗或舌体胖大，苔黄腻，脉沉细尺弱或弦数。

【临证加减】热盛者，加黄芩；郁盛者，加郁金；瘀盛者，加桃仁；湿盛者，加茯苓；阴虚者，加北沙参；阳虚者，加鹿角胶；脾虚者，加白术。

【疗效】治疗 47 例，治愈（治疗 2 年内妊娠）36 例，无效（两年内 AsAb 未消失）11 例，有效率 76.6%。

【来源】张水荣. 补肾泄浊汤治疗免疫性不孕症 78 例. 四川中医，2007，25（3）：77

滋肾利湿化瘀方

熟地 10g　山药 15g　山萸肉 10g　白药 10g　女贞子 10g　菟丝子 10g　红花 10g　桃仁 10g　赤芍 10g　牡丹皮 10g　白花蛇舌草 15g　生甘草 10g

【用法】水煎服，每天 2 次，日 1 剂。经期停服，以 2 个排卵周期为 1 个疗程。一旦妊娠即停止治疗，未妊娠者继续治疗至 3 个疗程结束。

【功效】补肾填精，利湿化瘀。

【适应证】**免疫性不孕症（肾虚伴血瘀、湿浊）**。症见：婚久不孕，女子月经先后无定，或停闭不行，经色淡，带下量多，色黄，质黏稠；性欲淡漠，小腹冷，头晕耳鸣，腰膝酸软，胸闷纳呆，大便溏，或秘结，舌质淡暗，苔黄腻，脉沉细尺弱或弦涩。

【疗效】治疗 26 例，总有效率 80.77%，妊娠率 46.15%。

【来源】翁时秋，陈晶晶. 滋肾利湿化瘀法治疗免疫性不孕症临床观察. 光明中医，2012，27（2）：302

活清煎

水蛭 4g　丹参 15g　三七 9g（研末冲服）　当归 10g　益母草 30g　穿心莲 10g　夏枯草 15g　大黄 6g　泽泻 9g

【用法】水煎服，每天2次，日1剂，2个月为1个疗程，另用丹参注射液每晚1支，隔日1次，灌洗阴道、宫颈口，治疗期间节制房事，必要时采取避孕措施。

【功效】活血化瘀，清解邪毒。

【适应证】**女性免疫性不孕症（肝郁血瘀，感染邪毒）**。症见：婚久不孕，女子月经先后不定期，经量多少不一，质稀，或经前乳房胀痛，少腹急迫或胀痛，或精神抑郁、焦虑、紧张、悲观、善叹息；或心烦不宁，口渴喜饮，小便短赤，大便燥结，舌红，舌边有瘀点，脉弦涩或数。检查：AsAb阳性。

【疗效】治疗9例，治愈（1~2疗程后，经AsAb检查转阴，停药后1年内受孕）7例，好转（AsAb转阴或为弱阳性）1例，无效（抗体仍为强阳性）1例，总有效率89%。

【来源】林正顺. 活清煎治疗女性免疫性不孕症9例报告. 中国社区医师，2001，17（11）：34

🌸 知柏地黄汤加味

熟地黄15g　山萸肉15g　山药10g　泽泻10g　牡丹皮10g　茯苓10g　知母10g　黄柏6g　枸杞子10g　黄芩10g　赤芍10g　败酱草15g　半枝莲15g　白花蛇舌草15g

【用法】水煎服，每天2次，日1剂，2个月为1个疗程。治疗期间配合采取避孕措施，每个疗程结束后复查血AsAb，待转阴后嘱其下次月经周期排卵期同房。

【功效】滋肾益阴，清热利湿。

【适应证】**女性免疫性不孕症（肝肾阴虚火旺夹湿）**。症见：婚久不孕，白带少，色黄稠，经量少，有气味，性欲淡漠头晕耳鸣，五心烦热，两目干涩，腰脊酸痛，或烘热汗出，失眠多梦；舌质红，苔少或黄腻，脉细数。检查：检测女性生殖抗体4项（AsAb、抗卵巢抗体、EMAb、抗绒毛膜促性腺激素抗体）阳性。

【疗效】治疗42例，治愈（4项抗体全部转阴并妊娠）31例，有效（全部抗体转阴）9例，无效（4项抗体中有1项以上为阳性）2例，总有效率95.2%。

【来源】刘秀菊. 知柏地黄汤加味治疗女性免疫性不孕症 42 例. 菏泽医学专科学校学报, 2003, 15 (1): 54 – 55

消抗合剂

　　黄芪　丹参各15g　当归　赤芍　桃仁　红花　香附　益智仁　菟丝子　枸杞子　淫羊藿　熟地各10g　苎麻根20g　甘草3g

【用法】水煎服，每天2次，日1剂。2个月为1个疗程，治疗期间配合采取避孕措施，每个疗程结束后复查血 AsAb，待转阴后嘱其下次月经周期排卵期同房。

【功效】补肾益气，活血清热。

【适应证】**女性免疫性不孕症（肾虚血瘀湿热）**。症见：婚久不孕，女子月经先后无定，或停闭不行，经色淡，带下量多，色黄，质黏稠；性欲淡漠，小腹冷，头晕耳鸣，腰膝酸软，胸闷纳呆，小便短赤，舌质淡黯红，苔黄腻，脉沉细尺弱或滑数。检查：女方 AsAb 阳性。

【疗效】治疗40例，有效（AsAb 转阴）37例，妊娠13例，无效（AsAb 仍为阳性）3例，妊娠率32.5%，总有效率92.5%。

【来源】吴丽芹，王桂兰，胥京生. 消抗合剂治疗女性免疫性不孕症的临床观察. 湖北中医杂志, 2003, 25 (7): 33

融抗灵

　　生地黄15g　女贞子15g　丹皮10　丹参15g　肉苁蓉15g

【用法】水煎服，每天2次，日1剂，同时服用阿司匹林、叶酸片，于月经干净后3天开始服药，至月经来潮前3天停药，3个月为1个疗程，共治疗3个疗程。

【功效】益阴涵木，补肾融抗。

【适应证】**免疫性不孕症（肾阴虚）**。症见：婚久不孕，月经周期正常，色红有小血块，形体消瘦，头晕耳鸣，五心烦热，腰膝酸软，烦躁口干，胸闷乳胀，舌红，苔薄，脉细数。检查：AsAb 阳性。

【疗效】治疗50例，妊娠6例，好转（AsAb 转阴，停药1年内未妊娠）43例，无效（治疗3个月 AsAb 未转阴，停药1年内未妊娠）1例，好转率

98%，妊娠率12%。

【来源】周莘，刘鸿，张觇宇，等. 融抗灵治疗免疫性不孕症50例临床观察. 中国中医药科技，2004，11（6）：374-375

🪷 加味玉屏风散

黄芪　熟地黄　当归　菟丝子　土茯苓　白花蛇舌草　虎杖各15g　防风　白术各10g　覆盆子20g　败酱草12g　甘草5g

【用法】水煎服，每天2次，日1剂。

【功效】益气养血，利湿解毒。

【适应证】**女性免疫性不孕症（气血亏虚夹或兼湿浊）**。症见：月经周期延后、经行腹痛、量多夹有血块、色淡黯，质清稀，或经前胸闷烦躁，乳房胀痛，或带下量多，色黄、黏稠、气味腥臭；或神疲肢倦，气短懒语；或四肢不温，腰腿酸痛；舌质淡红，或苔黄腻，脉细弱或濡数。

【临证加减】经前胸闷烦躁，乳房胀痛者，加柴胡、制香附、炒麦芽、炒枳壳、陈皮15g；口干咽燥，午后潮热者，加知母、黄柏、麦冬、山茱萸各10g；月经后期，四肢不温，腰腿酸痛者，加淫羊藿、杜仲各15g，带下量多、色黄、黏稠、气味腥臭者，加忍冬藤、芡实各15g；经行腹痛、量多夹有血块者，加赤芍、丹皮、元胡各15g

【疗效】治疗144例，有效133例，无效11例，总有效率92.41%。

【来源】弭超. 加味玉屏风散治疗女性免疫性不孕症144例. 陕西中医，2004，25（11）：983-984

🪷 保阴煎

生地黄　黄芩　黄柏各9g　熟地黄12g　赤芍15g　炒山药24g续断30g　炙甘草6g

【用法】水煎服，每天2次，日1剂，于每次月经干净3天后连服18剂为1个疗程，共治疗3个疗程。治疗期间配合采取避孕措施，每个疗程结束后复查血AsAb，待转阴后嘱其下次月经周期排卵期同房。

【功效】补肾育阴，燥湿解毒，清热凉血，固护冲任。

【适应证】**AsAb所致免疫性不孕症（肾虚湿热）**。症见：婚久不孕，女子月经先后无定，或停闭不行，经色淡，带下量多，色黄，质黏稠；性欲淡漠，小腹冷，形体消瘦，头晕耳鸣，腰膝酸软，五心烦热，失眠多梦，眼花心悸，肌肤失润，或头晕耳鸣，腰膝酸软，胸闷纳呆，小便短赤，舌质淡，苔少或黄腻，脉细或滑数。检查：女方 AsAb 阳性。

【疗效】治疗 94 例，受孕 58 例，转阴 12 例，无效 24 例，转阴率 74.47%，妊娠率 61.7%。

【来源】郝树涛. 保阴煎治疗抗精子抗体所致免疫性不孕症 94 例. 新中医，2004，36（3）：55

清化消抗汤

红藤 30g　蒲公英 20g　当归 10g　赤芍 15g　三棱 10g　失笑散 20g　丹参 14g　穿山甲 10g　牡丹皮 10g　菟丝子 10g　枸杞子 20g　炙黄芪 20g

【用法】水煎服，每天 2 次，日 1 剂。经期停服，1 个月为 1 个疗程。

【功效】清热利湿，益肾活血。

【适应证】抗精子免疫性不孕症（肾虚瘀血湿热）。症见：婚久不孕，月经先后无定或正常，少腹部隐痛，经行或劳累加重，带下量多，色黄，质黏稠；胸闷纳呆，口干不欲饮，大便溏，或秘结，小便黄赤；舌体胖大，色红，苔黄腻，脉弦数或滑数。检查：AsAb 阳性。

【疗效】治疗 60 例，共治疗 3 个疗程。痊愈（AsAb 转阴并妊娠，或停药后 6 个月内未经其他治疗而受孕）31 例，有效（AsAb 转阴，但未妊娠，停药后 6 个月内未经其他治疗亦未受孕）25 例，无效（AsAb 阳性且未受孕）4 例，总有效率 93.33%。

【来源】吴爱明，郭霞. 清化消抗汤治疗抗精子免疫性不孕症 60 例. 河南中医，2007，27（3）：50

加减鹿菟地黄方

鹿角片　桑寄生各 10g　山茱萸 6g　怀山药 20g　熟地 10g　丹皮 9g　泽泻　生薏苡仁　红花各 10g　益母草 16g　黄芪　菟丝子各 10g

【用法】水煎服，每天 2 次，每次月经干净后，日 1 剂。3 个月为 1 个疗程。

【功效】补肾益气，温养冲任。

【适应证】**人工流产后免疫性不孕症（肾虚证）**。症见：有过流产史，两年以上不孕，月经不调或停闭，经量或多或少，色黯；头晕耳鸣，腰膝酸软，精神疲倦，小便清长；舌淡，苔薄，脉沉细，两尺脉弱，检查：女方 AsAb阳性。

【临证加减】人工流产≥2 次并见阳虚症重者将鹿角片含量加至 12g；阴虚重者，加女贞子、旱莲草各 10g；肝气郁结者，加佛手 10g

【疗效】治疗 40 例，共治疗 2 个疗程。妊娠 16 例，好转（2 个疗程内AsAb 转阴或滴度下降，并在半年内未妊娠）22 例，无效（2 个疗程内 AsAb持续阳性，且 AsAb 滴度下降）2 例，妊娠率 40%，转阴率 95.0%。

【来源】赵薇，陈霞，郭慧红. 加减鹿菟地黄方对人工流产后免疫性不孕症患者抗精子抗体的影响. 辽宁中医杂志，2006，33（5）：566 – 567

❀ 保孕汤

黄芪　党参　甘草　枳壳　海南沉香　没药各 3g　川芎　玉竹各 3g　枳实 9g　核桃 5 个（去壳取仁）

【用法】用瘦猪肉煮汤，取肉汤代水煎，口服（温服），每天 2 次，日 1剂。于月经干净第 2 天服药，连服 2 剂。平时禁房事，于月经间歇中期在 B超和 BBT 指导下如期同房，治疗期间停用一切药物。

【功效】补脾胃，调气机。

【适应证】**不孕症（脾胃气虚）**。症见：婚久不孕，月经周期延后，量少，色淡红，质清稀，或小腹绵绵作痛，或胃脘痞闷，食少纳呆，倦怠无力；或头晕眼花，神疲肢倦，舌质淡或胖，苔薄白，脉弱。

【疗效】治疗 217 例，治愈（妊娠）135 例，有效（BBT 呈双相，但未妊娠）41 例，无效（BBT 单相，症状无明显改善）41 例，总有效率 81.1%。

【来源】孟浪，刘朝钦. 保孕汤治疗不孕症 217 例临床小结. 浙江中医杂志，1994，29（7）：295

❀ 补肾扶正汤

黄芪　贯众　当归各 20g　丹参　赤芍　茯苓各 15g　白术　山药

枸杞子 菟丝子 红花 牡丹皮各 10g 甘草 紫河车 防风各 5g

【用法】水煎服，每天 2 次，日 1 剂，连续用药 3 个月为 1 个疗程。

【功效】补肾助孕，活血化瘀。

【适应证】**免疫性不孕（肾虚，冲任失调）。**

【临证加减】肝肾阴虚型加熟地、巴戟天各 15g，女贞子、麦冬各 10g；湿热型加白术、茵陈各 15g、黄柏 10g 等；肾阳虚兼脾胃虚弱型加巴戟天 10g、肉桂 5g。

【疗效】治疗 70 例，治愈（治疗 1 个疗程后 AsAb 呈阴性或治疗后受孕）44 例，有效（治疗 2 个疗程后 AsAb 呈阴性或受孕）17 例，无效（治疗 2 个疗程后 AsAb 仍呈阳性或未受孕）9 例，总有效率 87.14%。

【来源】李改非，周小琳. 补肾扶正汤在治疗免疫性不孕不育中的应用. 新中医，2012，44（11）：46－47

抑抗汤

淫羊藿 当归 制何首乌 僵蚕各 15g 巴戟天 12g 蛇床子 蚤休 穿山龙各 10g

【用法】水煎服，每天 2 次，日 1 剂，维生素 C 片 0.1g，每日 3 次；泼尼松片 5mg，每日 3 次，连服 10 天后递减为每日 2 次连服 10 天，再减为每日 1 次维持量服用。服用 1 个月为 1 个周期，3 个周期为 1 个疗程。

【功效】益精养血，除湿化痰，解毒祛瘀。

【适应证】**AsAb 阳性不孕（肝肾亏虚，痰瘀互结）。**症见：腰膝酸软，精神不振，目涩，经少质黏腻，经色黯黑或色黑如黑豆汁，舌淡或暗或有瘀斑，苔腻，脉沉涩。女方血清 AsAb 阳性。

【临证加减】肝郁火旺者加柴胡 栀子、女贞子；湿热甚者去首乌，加大黄。

【疗效】治疗 81 例，转阴 71 例，妊娠 51 例，无效（治疗 1 个疗程 AsAb 未转阴）10 例，转阴率 87.7%，妊娠率 63%。

【来源】郑瑞君，孙自学，门波. 抑抗汤结合西药治疗抗精子抗体阳性不孕 81 例. 河南中医，2006，26（11）：59

强体种子汤

女贞子20g 黄精 茯苓 山药 黄芪各15g 防风 丹参9g 丹皮12g

【用法】水煎服，每天2次，日1剂。

【功效】补肾健脾，益气强体。

【适应证】**免疫性不孕（脾肾不健）**。症见：婚久不孕，月经周期正常或先期，量多少不一，色红，头晕耳鸣，腰膝酸软，或五心烦热，面色无华，神疲肢倦，大便溏，舌淡，苔薄，脉细弱或细数。

【来源】李丽芸，王小云. 中医妇科临证证治. 广州：广东人民出版社，1999：280－293

第三节　盆腔炎性不孕

慢性盆腔炎是一种常见病、多发病，已成为严重影响妇女身心健康的主要疾病之一，盆腔炎系子宫、输卵管、卵巢、子宫旁组织及盆腔腹膜等部位炎症之总称，可分为急性和慢性两种。急性盆腔炎起病急，若治疗及时、彻底、有效，常可治愈，通常不会导致不孕。慢性盆腔炎多因治疗不及时、不彻底，或患者体质差迁延而成，多表现为双侧输卵管炎，久而久之使输卵管的开口，特别是接受卵子的伞端部分或全部闭锁，也可使输卵管内层黏膜因炎症粘连，使管腔变窄或闭锁，使卵子与精子或受精卵的通行发生障碍，导致不孕。本病临床以小腹痛、坠胀、腰骶痛、白带多、尿频等为主要表现，且常伴有月经不调。其症状往往在月经前后、性交及劳累后加重，本病可根据病史和妇科检查协助确诊。

中医学认为，本病的发生与湿热蕴积、肝郁化火、气滞血瘀、寒邪凝滞有关，这些原因可影响冲任失调，胞宫瘀阻而引起不孕之症。中医学治疗该病急性期，以清热解毒，清热利湿为主，活血化瘀为辅；在慢性炎症期，多有瘀阻胞脉，痹阻络道，治疗应以行气活血，消癥散结，温经散寒为要。

慢盆汤

制附子 肉桂 莪术 胆南星各10g 小茴香 红花 川芎 元胡各15g 当归 白芥子各12g

【用法】水煎服，每天2次，每日1剂。25日为1个疗程，经期停用。

【功效】温经散寒，理气活血，化痰散结。

【适应症】**慢性盆腔炎（寒凝痰结）**。症见：婚久不孕，小腹冷痛，喜热恶寒，得热痛缓，经行延后，经血量少，色黯，带下淋沥，腰骶冷痛，舌暗红，苔白腻，脉沉迟。

【临证加减】少腹坠痛者，加香附30g、乌药12g；腰酸痛者，加川续断18g、淫羊藿15g；胸胁乳房胀痛者，加青皮、郁金、荔枝核各12g；身倦乏力气短者，加党参15g、黄芪30g；带下量多，色白质稀者加苍术、白术各12g、芡实30g、干姜6g。

【疗效】痊愈53例，显效49例，好转18例，无效3例，总有效率为97.5%。

【来源】姚群元. 慢盆汤治疗慢性盆腔炎123例. 山西中医，1997，13（3）：17

丹芍皂角刺汤

丹参 当归 败酱草各15g 赤芍 乌药 桃仁 元胡各12g 土茯苓 皂角刺各20g 川楝子10g

【用法】水煎服，每天2次，日1剂。

【功效】活血化瘀，理气止痛。

【适应证】**慢性盆腔炎（气滞血瘀）**。症见：婚久不孕，少腹部胀痛或刺痛，经行腰腹疼痛加重，经血量多有块，瘀块排出则痛减，带下量多；经前情志抑郁，乳房胀痛；舌体紫暗，有瘀斑、瘀点，苔薄，脉弦涩。

【临证加减】盆腔有炎性包块者，加三棱、莪术各10g；月经量多有血块腹痛甚者，加炒蒲黄、炒五灵脂各10g；经血量少者，加熟地黄、白芍、枸杞子各15g；有低热者，加银柴胡、地骨皮各10g。

【疗效】治疗60例，痊愈40例，好转18例，无效2例，总有效率97%。

【来源】罗显民. 丹芍皂角刺汤治疗慢性盆腔炎60例临床观察. 吉林中医药，1998，19（4）：30

妇炎净汤

生黄芪 20g　䗪虫 10g　全当归 12g, 川桂枝 6g　炒赤芍 10g　川芎 5g　元胡 10g　制香附 10g　红藤 20g　蒲公英 30g　川楝子 10g　茯苓 20g　败酱草 20g　生甘草 6g

【用法】水煎服，每天 2 次，三煎保留灌肠，药温 38℃～40℃，灌肠后俯卧 2 小时，日 1 剂。以 1 个月经周期，灌肠 10 天为 1 个疗程。两者同时使用或交替使用均可。

【功效】益气活血，化瘀止痛。

【适应证】**慢性盆腔炎（气虚血瘀）**。症见：下腹部胀痛或结块，缠绵日久，痛连腰骶，月经不调，经行腹胀加重，经血量多有块，带下量多，偏黄稠；精神不振，食少纳呆；舌质黯红，有瘀点，苔白，脉弦涩无力。检查：有急性盆腔炎病史，B 超检查示盆腔局部组织粘连、增厚，有积水征。

【临证加减】盆腔包块者，去黄芪、桂枝，加三棱、莪术、泽泻 10g；腰部酸痛者，加续断 15g、桑寄生 12g；带下量多者，加椿根皮 12g、土茯苓 20g、红景天 10g。

【疗效】治疗 60 例，痊愈（全身症状、体征消失，半年内无复发）42 例，显效（全身症状、体征基本消失，半年内无复发）7 例，有效（全身症状缓解，体征好转，病情稳定）5 例，无效（全身症状及体征无改善）6 例，总有效率为 90%。

【来源】王小琴. 自拟妇炎净汤治疗慢性盆腔炎 60 例. 内蒙古中医药，2012，31（15）：22

益气养阴汤

太子参 20g　麦冬 10g　沙参 10g　百合 10g　桑叶 10g　枸杞子 10g　丹皮 12g　黄芪 20g　山药 15g　甘草 6g　当归 10g　白芍 12g

【用法】水煎服，每天 3 次，日 1 剂。3 个月为一疗程，行经期停用。

【功效】益气养血，养阴润燥。

【适应证】**慢性盆腔炎（气阴两虚）**。症见：经行时间延长，量少，色鲜红，质稀，下腹隐隐作痛，带下量异常或增多反复发作，不孕，神疲乏力，腰膝酸软，头晕耳鸣，五心烦热，心烦失眠，咽干口燥，舌质红，苔少，脉细数。

【临证加减】腰酸痛明显者，加元胡 12g、柴胡 6g；带下增多者，加山茱萸 10g、桑葚子 10g；失眠多梦者，加柏子仁 10g、酸枣仁 10g。

【疗效】治疗 70 例，痊愈（症状及妇检均恢复正常，随访半年无复发）53 例，好转（症状体征及检查均有改善）17 例，总有效率为 100%。

【来源】姚海莲. 自拟益气养阴汤加减治疗慢性盆腔炎 70 例. 云南中医中药杂志，2012，33（5）：30

新橘核汤

橘核 10g　荔枝核 10g　丹参 15g　赤芍 12g　天仙藤 8g　香附 9g　元胡 9g　川楝子 9g

【用法】水煎服，每天 2 次，日 1 剂，15 天为 1 个疗程，治疗 2 个疗程统计疗效。

【功效】活血化瘀，理气止痛，清热利湿。

【适应证】**慢性盆腔炎（气滞血瘀、湿热内阻）**。症见：①气滞血瘀型：下腹部及少腹两侧痛如针刺，甚或有包块，腰骶部疼痛，舌质黯或有瘀点，苔薄白，脉沉细。②湿热内阻型：少腹一侧或两侧隐痛或刺痛拒按，或下坠胀痛，带下量增多，常在劳累、性交后及月经前后加剧，苔黄腻，脉弦数或滑数。妇科检查：子宫常呈后倾后屈位，活动受限或固定，单侧或双侧附件区有不同程度压痛或增厚，或附件区触及包块，宫骶韧带常增粗、变硬、有触痛。

【临证加减】湿热内阻加红藤、败酱草、薏苡仁、黄柏；附件区触及包块加三棱、莪术；经行伴有血块加桃仁、红花；腹痛甚加乳香、没药、红藤、三七。

【疗效】治疗 62 例，治愈（自觉症状消失，妇科检查体征消失或 B 超提示附件包块消失）22 例，显效（自觉症状消失或明显减轻，妇科检查时双附件增厚，压痛明显减轻或 B 超探查附件包块明显缩小）28 例，有效（症状减轻，局部体征减轻）10 例，无效（症状、体征无明显变化）2 例，总有效率 96.6%。

【来源】包凡华. 新橘核汤加味治疗慢性盆腔炎 62 例. 甘肃中医学院学报，2006，（3）：31

理气消癥汤

荔枝核 15g　橘核 10g　小茴香 8g　三棱 10g　莪术 10g　生蒲黄 10g　五灵脂 10g　红花 10g　红藤 15g

【用法】水煎服，每天 2 次，日 1 剂，10 天为 1 个疗程，疗程间隔时间为 2～3 天，经期照常服药。

【功效】温经通络，行气活血，散结消肿止痛。

【适应证】**慢性盆腔炎（气滞血瘀）**。症见：下腹胀坠痛、腰骶酸痛，常在经期前后、劳累及性交后加重，月经失调，白带增多，不孕，舌质黯或有瘀点，苔薄白，脉沉细或弦涩。

【临证加减】腹痛甚者加元胡、川楝子；腹胀甚者加乌药、枳壳；腰酸甚者加川续断、桑寄生；白带多者加白鸡冠花；月经量多或淋漓不净者加茜草、乌贼骨；有包块者加夏枯草、穿山甲；兼见有热象者加连翘。

【疗效】治疗 72 例，临床治愈（临床症状消失，妇检子宫及附件无压痛，盆腔包块消失）38 例，有效（临床症状好转，妇科检查子宫及附件压痛减轻，盆腔包块明显缩小）31 例，无效（经 3 个疗程治疗后临床症状及体征无明显改善或加重）3 例，总有效率为 95.83%。

【来源】谢有如，吴义堂，杨庆福．理气消癥汤治疗慢性盆腔炎 72 例临床观察．时珍国医国药，1999，10（5）：57

少腹逐瘀汤加减

小茴香 15g　炮姜 15g　元胡 25g　五灵脂 20g　没药 10g　川芎 15g　当归 20g　生蒲黄 15g　肉桂 15g　赤芍 15g　桃仁 15g　红花 15g　三棱 15g　莪术 15g

【用法】水煎服，每天 2 次，日 1 剂，10 天为一个疗程，月经前 10 天服用效果更佳。

【功效】温经止痛，活血祛瘀。

【适应证】**慢性盆腔炎（寒湿凝滞）**。症见：下腹部坠胀、疼痛及腰骶部酸痛，常在劳累、性交后及月经前后加重。白带增多，有的伴月经失调，不孕；或神疲乏力，腰骶冷痛，小便频数；舌黯红，苔白腻，脉沉迟。

【临证加减】湿热较重且伴随急性炎症者，减少炮姜、小茴香，加白花蛇舌草 30g、银花 30g、蒲公英 30g；脾虚者，加白术 15g、黄芪 20g；有肾虚，且疼痛及腰骶者，加川续断 20g、杜仲 20g；闭经者，加益母草 20g、红花 20g、牛膝 20g；有盆腔积液及输卵管积水者，加白茅根 30g、益母草 30g；有盆腔结缔组织炎者，加穿山甲 20g、水蛭 3g（研成粉末吞服）。

【疗效】治疗 162 例，治愈（临床症状消失，妇科检查无异常，B超示正常声像图，随访 3 个月不复发）105 例，显效（临床症状消失，妇科检查有压痛）18 例，好转（临床症状消失，妇科检查有轻压痛）17 例，无效（临床症状、体征均无明显变化）10 例，总有效率93.3%。

【来源】谢正生.162 例少腹逐瘀汤加减治疗慢性盆腔炎临床观察.中外医疗，2010，29（2）：103

清热调血汤

当归 20g　川芎 15g　黄连 15g　香附 15g　莪术 10g　元胡 10g

【用法】水煎服，每天 2 次，日 1 剂，10 天为 1 个疗程，连续治疗 1～3 个疗程，经期停用。

【功效】清热解毒利湿，行气活血止痛。

【适应证】**慢性盆腔炎（湿热瘀结）**。症见：下腹坠胀疼痛或腰骶部胀痛反复发作，常在劳累、性交后、月经前后加重，带下增多，呈黄色或淡黄水样，或黄绿色，可有臭味，可伴有低热、月经量多或经期延长、不孕，神疲乏力，小便黄，大便干燥或溏而不爽，舌质红或黯，或见边尖瘀点或瘀斑，苔黄腻或白腻，脉弦数或滑数。

【临证加减】若腰骶酸痛明显加杜仲、桑寄生各 15g；若下腹胀痛明显加川楝子 15g、鸡血藤 25g；若带下增多色黄加黄柏、薏苡仁各 15g；若伴低热加红藤 15g、败酱草 15g；小便色黄加鱼腥草 10g、黄芩 10g；大便秘结加大黄 5g、桃仁 10g；兼有盆腔包块加桂枝、茯苓各 15g。

【疗效】治疗 40 例，痊愈 12 例，显效 21 例，有效 5 例，无效 2 例，显效率82.5%，总有效率95%。

【来源】李宁，张红.清热调血汤加减治疗慢性盆腔炎湿热瘀结证 40 例.长春中医药大学学报，2008，24（1）：90

🌸 清热利湿方

蒲公英30g　败酱草30g　白花蛇舌草15g　黄芪15g　丹参15g　茯苓15g　薏苡仁15g　三棱10g　莪术10g　川楝子10g　元胡10g　桂枝6g　甘草6g

【用法】水煎服，每天2次，日1剂，行经期间停服，3个月经周期为1个疗程。

【功效】清热利湿，益气活血化瘀。

【适应证】**慢性盆腔炎（湿热瘀结）**。症见：下腹坠胀疼痛，腰骶酸痛，白带量多或伴经量增多及经期延长，呈黄色或淡黄水样，或黄绿色，可有臭味，且每于劳累或月经前后或性生活后症状加剧；舌体胖大，色红，苔黄腻，脉弦数或滑数。

【疗效】治疗30例，治愈（症状、体征消失，妇科检查正常，6个月无复发）19例，好转（症状较前减轻，妇科检查有明显改善）7例，无效（症状、体征无明显改善）4例，总有效率86.7%。

【来源】宋家驹. 中药治疗慢性盆腔炎30例. 河北中医，2008，30（1）：29

🌸 参芪酱柏汤

党参15g　黄芪15g　败酱草15g　黄柏10g　山茱萸15g　炒杜仲15g　三棱10g　莪术10g　蒲公英12g　车前草10g　皂角刺10g

【用法】头煎加水400mL，先泡20分钟，武火煮沸后，改小火再煮沸20分钟，取液约150ml；二煎，加水约300ml，武火煮沸后，改小火再煮沸20分钟，取液约150ml；两煎药汁混合后，餐后1小时服用，日1剂。

灌肠剂：上方加水300ml，浓煎至100ml，灌肠前，将中药药液加热至39℃~40℃，采用一次性灌肠袋。灌肠时，挂药液袋于输液架上，每晚临睡前便后保留灌肠1次。一般3周为一个疗程，月经期停止，月经干净后3日开始。

【功效】清热解毒，益气活血。

【适应证】**慢性盆腔炎（湿热瘀结）**。症见：下腹部坠胀、疼痛及腰骶部酸痛，常在劳累、性交后及月经前后加剧，白带多，月经不调，低热，易感疲劳；或胸闷纳呆，口干不欲饮，大便溏，或秘结，小便短赤；或精神不振，疲乏无力，食少纳呆；舌红，有瘀点，苔黄腻，脉弦数或滑数。

【疗效】治疗60例，痊愈（临床症状、体征消失，经检查均恢复正常）17例，显效（症状消失，体征检查有显著改善）23例，有效（症状、体征及检查较前好转）16例，无效（症状、体征无明显改善）4例，总有效率93.33%。

【来源】杨慧，田李军.参芪酱柏汤治疗慢性盆腔炎60例.河北中医，2007，29（4）：318－319

🌸 红酱汤

红藤 丹参各30g 败酱草24g 穿破石20g 连翘 车前子（包）15g 赤勺 香附 元胡 茯苓 路路通 杜仲各12g 皂刺10g 当归 川芎 桃仁各9g 生蒲黄（包煎）9g 小茴香9g 炮山甲（先煎）6g

【用法】头煎加水400ml，先泡20分钟，武火煮沸后，改小火先下炮山甲煎20分钟，再下红藤、丹参、败酱草、穿破石、连翘、车前子（包）、赤勺、香附、元胡、茯苓、路路通、杜仲、皂刺、当归、川芎、桃仁、生蒲黄（包煎）、小茴香煎20分钟，取液约200ml；二煎，加水约300ml，武火煮沸后，改小火再煮沸20分钟，取液约200ml；两煎药汁混合后，餐后1小时服用，日1剂，2周为1个疗程。

【功效】清热利湿，化瘀止痛。

【适应证】**慢性盆腔炎（湿热瘀结）**。症见：下腹部坠胀、疼痛及腰骶部酸痛，常在劳累、性交后及月经前后加剧，白带多，月经不调，低热，易感疲劳；或胸闷纳呆，口干不欲饮，大便溏，或秘结，小便短赤；或精神不振，疲乏无力，食少纳呆；舌红，有瘀点，苔黄腻，脉弦数或滑数。

【疗效】治疗160例，治愈22例，显效80例，有效52例，无效6例，总有效率96.25%。

【来源】梁睿，张杨，武红，等.红酱汤治疗慢性盆腔炎临床观察.中国现代医药杂志，2007，9（5）：103－104

🌸 盆炎汤

丹参15g 桃仁10g 赤芍20g 延胡索20g 五灵脂20g 生蒲黄

15g 荔枝核 20g 乳香 10g 没药 10g

【用法】水煎服，每天 2 次，日 1 剂。

【功效】温经化湿，行瘀止痛。

【适应证】**慢性盆腔炎（湿热瘀结）**。症见：下腹部坠胀、疼痛及腰骶部酸痛，常在劳累、性交后及月经前后加剧，白带多，月经不调，低热，易感疲劳；或胸闷纳呆，口干不欲饮，大便溏，或秘结，小便短赤；或精神不振，疲乏无力，食少纳呆；舌红，有瘀点，苔黄腻，脉弦数或滑数。

【临证加减】气滞血瘀者，加柴胡、香附；寒湿凝滞者，加小茴香、肉桂；湿热蕴结者，加白花蛇舌草、红藤、败酱草、蒲公英。

【疗效】治疗 67 例，痊愈 28 例，好转 31 例，无效 8 例，总有效率 88%。

【来源】张连杰. 盆炎汤治疗慢性盆腔炎 67 例. 湖南中医，1993，9（4）：32

❀ 柴枳败酱汤

柴胡 9g 枳实 9g 赤芍 白芍各 15g 生甘草 6g 丹参 15g 牛膝 9g 三棱 莪术各 12g 红藤 15g 败酱草 30g 香附 12g 大黄 9g

【用法】水煎服，每天 2 次，日 1 剂。

【功效】清热凉血，行气逐瘀，消积止痛。

【适应证】**慢性盆腔炎（瘀热内结）**。症见：下腹部坠胀、疼痛及腰骶部酸痛，常在劳累、性交后及月经前后加剧，白带多，月经不调，低热，易感疲劳；或胸闷纳呆，口干不欲饮，大便溏，或秘结，小便短赤；舌红，有瘀点，苔黄腻，脉弦数或滑数。

【临证加减】若急性发热者可配合五味消毒饮或选大、小承气汤；癥瘕久不消者，加䗪虫 9g、鳖甲 15g；带下有腥气臭味者，加黄柏 9g、蒲公英 30g、薏苡仁 30g；经行腹痛拒按者，加蒲黄 9g、五灵脂 12g；经期延长者，加蒲黄炭 9g、茜草 9g、炒贯众 15～30g；气虚者，加党参、生白术各 15g。

【来源】刘学勤. 千家名老中医妙方秘典. 北京：中国中医药出版社，1994：717

❀ 暖宫定痛汤

橘核 荔枝核 小茴香 胡芦巴 五灵脂 川楝子 制香附 乌药各 9g

【用法】水煎服，每天 2 次，日 1 剂，10 天为 1 个疗程，服药期间停用其他所有治疗性中西药物，若月经量多经期停服。

【功效】温经散寒，暖宫定痛。

【适应证】**慢性盆腔炎（寒湿凝滞型）**。症见：小腹疼痛冷感，常在劳累后、性交后、月经前后加重，遇热痛减，带下增多，色白质稀，月经后期，量少色黯有块，头晕神疲乏力，腰骶酸痛，畏寒肢冷，或婚久不孕，舌质淡或有瘀点，苔白腻，脉沉迟。

【疗效】治疗 40 例，治愈（临床症状，体征均消失，B 超检查附件区无包块，盆腔无积液，停药物后半年不复发）16 例，显效（临床症状，体征基本正常，B 超检查附件区包块最大直径缩小 1/2 以上，盆腔积液减少 2/3）13 例，好转（临床症状，体征有所改善，B 超检查附件区包块最大直径缩小不足 1/2，盆腔积液减少 1/2）8 例，无效（临床症状，体征及 B 超检查均无改善）3 例，总有效率 92.5%。

【来源】田华. 超声观察暖宫定痛汤治疗寒湿凝滞型慢性盆腔炎的临床研究. 中华中医药学刊，2008，26（3）：667 - 668

盆腔清解汤

当归 30g　白芍药　川芎　红花　丹参　郁金　益母草　川楝子大腹皮　蒲公英各 15g　元胡 20g　香附　乌药　柴胡各 12g

【用法】水煎服，每天 2 次，日 1 剂。

【功效】疏肝理气，化瘀止痛。

【适应证】**慢性盆腔炎（气滞血瘀）**。症见：下腹胀痛或刺痛，痛处固定，腰骶胀痛，经行腹痛加重，月经量多或经期延长，经色黯红，夹血块，胸胁或乳房胀痛，白带量多，色白或黄；舌质黯红，或见瘀点或瘀斑，脉弦或脉涩。

【疗效】痊愈 15 例，显效 12 例，有效 5 例，无效 4 例，总有效率 88.9%。

【来源】高丽. 盆腔清解汤治疗气滞血瘀型慢性盆腔炎 36 例疗效观察. 河北中医，2010，32（10）：1482 - 1483

盆炎方

红藤 20g　败酱草　虎杖　续断　杜仲各 15g　当归　赤芍　丹参

泽兰　香附　牡丹皮　生蒲黄各10g　三七6g　乳香　没药　甘草
各5g

【用法】水煎服，每天2次，日1剂，从月经干净后开始服药，直至下次
月经来潮，经期停服，1个月经周期为1个疗程，连续服用3个疗程。

【功效】清热利湿，活血化瘀。

【适应证】**慢性盆腔炎（湿热瘀结型）**。症见：下腹部坠胀、疼痛及腰骶
部胀痛，常在劳累、性交后及月经前后加剧，白带多，月经不调，低热，易
感疲劳；或胸闷纳呆，口干不欲饮，大便溏，或秘结，小便短赤；舌红，有
瘀点，苔黄腻，脉弦数或滑数。

【疗效】痊愈5例，显效15例，有效9例，无效1例，总有效
率96.67%。

【来源】匡继林，席雅芳，贺冰，等.盆炎方治疗慢性盆腔炎（湿热瘀结型）30例
临床观察.新中医，2008，40（4）：57-58

❀ 解毒活血汤

连翘　葛根　桃仁　红花　当归　柴胡　枳壳各10g　赤芍12g
生甘草　黄柏各6g　生薏苡仁30g

【用法】水煎服，每天2次，日1剂。

【功效】清热利湿，祛瘀散结。

【适应证】**慢性盆腔炎（湿热瘀阻）**。症见：低热起伏，下腹胀痛或坠
痛，痛及腰骶，或腹痛拒按，带下量多，色黄，纳差，舌质暗，或有瘀斑、
瘀点，苔黄腻，脉弦滑。

【临证加减】有盆腔包块者，加三棱、莪术各10g。

【来源】辛茜庭.从瘀论治慢性盆腔炎.中日友好医院学报，2005，19（1）：54

❀ 仙方活命饮加味

蒲公英　紫花地丁　野菊花各20g　金银花　白芷　赤芍各15g
当归　陈皮　天花粉各12g　防风　皂角刺　贝母各10g　制乳香　制
没药各6g　甘草5g　炮山甲3g

【用法】水煎服，每天2次，日1剂。

【功效】清热解毒，益气养血，祛风燥湿。

【适应证】**慢性盆腔炎（湿热内阻）**。症见：下腹部坠胀、疼痛及腰骶部胀痛，常在劳累、性交后及月经前后加剧，白带多，月经不调，低热，易感疲劳；或胸闷纳呆，口干不欲饮，大便溏，或秘结，小便短赤；舌红，苔黄腻，脉弦数或滑数。

【临证加减】白带增多加芡实 18g、白鸡冠花 10g；盆腔积液去天花粉，加大腹皮 18g；黄带加黄柏、车前子加 15g；月经淋漓不尽者加地榆炭、鹿衔草各 12g；痛经加元胡、蒲黄各 12g；伴子宫或宫颈肥大者加桑寄生、刘寄奴各 30g。

【疗效】治疗 68 例，治愈 42 例，有效 25 例，无效 1 例，总有效率98.5%。

【来源】杨永峰，李相中. 仙方活命饮加减治疗慢性盆腔炎疗效观察. 山东中医杂志，2011，30（11）：791

🪷 灌肠方

赤芍 15g　元胡 10g　五灵脂 10g　莪术 10g　血藤 20g　败酱草 20g　续断 15g　生甘草 10g

【用法】上药加水 1000ml，浸泡半小时后置火中煎至 100～150ml，药温 40℃。嘱患者临睡前排空大小便，静卧 15 分钟后实施灌肠，导管涂液状石蜡后插入肛门 5～15ml，将药液徐徐灌入肠中，保留时间越长越好，一般保留 4 小时以上，每晚 1 次，2 周为 1 个疗程，月经期停用。

【疗效】治疗 30 例，痊愈 25 例，有效 5 例，总有效率为100%。

【适应证】**慢性盆腔炎（湿热瘀结）**。症见：少腹部胀痛或刺痛，或疼痛拒按，痛连腰骶，经行腹痛加剧，经行延后、经血量少，低热起伏，带下量多或色黄，舌质红，苔黄腻，脉弦数。

【来源】范翠丹. 中药保留灌肠治疗慢性盆腔炎 30 例. 中医外治杂志，2012，21（5）：47

第四节　子宫内膜异位性不孕

子宫内膜异位症（内异症）是指子宫内膜生长在子宫腔以外的组织或器官上，导致一系列异常症状，如引起子宫后位粘连，活动差；或引起输卵管粘连而使输卵管蠕动弱；如果子宫内膜异位在输卵管会造成阻塞，使精子和卵子的运行受限制，妨碍受精与孕卵的迁移。当子宫内膜异位在卵巢时，较大的巧克力囊肿等会影响卵巢的功能。内异症是生育年龄妇女一种常见病，以痛经和不孕为特征。早在20世纪30年代就有人对内异症妇女的不孕发生情况进行了研究，到了70年代，则开始根据腹腔镜下所见，发现内异症在不孕妇女中更为常见。其在不孕妇女中发生率为30%左右。慢性盆腔疼痛而又不孕的妇女中，经腹腔镜检查证实的内异症可达40%～60%。由于内异症所致的不孕的机制错综复杂，中医学对子宫内膜异位症性不孕的治疗具有整体调节多途径作用，疗效较好。

本病诊断要点：除符合不孕症诊断标准外，凡育龄妇女有继发性痛经进行性加重，盆腔检查扪及盆腔内有触痛性结节或子宫旁有不活动的囊性包块，即可初步诊断为内异症。但临床上尚需借助腹腔镜检查和活组织检查方能最后确诊和确定分期。临床表现常见症状为下腹痛、痛经、性交不适、不孕及月经异常。

内异症在古代医籍无记载。根据本病的不同表现，中医将此症归属于"痛经"、"月经不调"、"不孕"、"癥瘕"等范畴。按照中医学"肾主生殖"、"胞系于肾"的理论，辨证多属肾虚血瘀，肾虚为本，血瘀为标，属本虚标实证。瘀血滞留于小腹，瘀阻冲任、胞宫、胞脉、胞络，影响气血运行，出现不通则痛。瘀积日久，阻碍精卵相合，导致不孕。

总之，本病的关键在于血瘀。治疗上应始终以活血化瘀为治疗大法，根据不同证型或兼以补肾，或兼以行气，或兼以祛寒，或兼以清热，或兼以益气。肾虚血瘀者，以补肾益气、活血化瘀为大法，气滞血瘀者，以行气化瘀为大法，寒凝血瘀者，以温经散寒化瘀为大法，湿热蕴结者，以清热利湿化瘀为大法，气虚血瘀者，以益气活血祛瘀为大法。

药理研究发现：补肾类药有类似性激素样作用，能调整丘脑下部－垂体－卵巢轴功能，可促进卵泡发育，在补肾的基础上活血化瘀以改善微循环，增加血流量，提高排卵率，体现了"标本兼顾"。用药后 BBT 的高温相明显提高，并持续稳定，痛经程度明显改善，且无明显不良反应。

补肾祛瘀方

三棱 10g　莪术 10g　水蛭 10g　蛰虫 10g　菟丝子 15g　淫羊藿 15g

【用法】水煎服，每天 2 次，日 1 剂。

【功效】补肾益气，活血化瘀。

【适应证】**子宫内膜异位症（肾虚血瘀）**。症见：经行腹痛，或婚久不孕，腰脊酸软；月经先期，女子月经先后无定，或停闭不行，经色淡，带下量多，色黯；性欲淡漠，小腹冷，头晕耳鸣，腰膝酸软，胸闷纳呆，舌质淡暗红，苔薄，脉沉细尺弱或弦涩。

【疗效】治疗 109 例，妊娠 68 例，治愈率达 62.39%。

【来源】李祥云，刘健，胡晓梅，等 . 补肾祛瘀法治疗子宫内膜异位症的临床研究 . 中医杂志，1997，38（5）：292～293

内异煎

淫羊藿 20g　紫草（后下）10g　丹参 30g　赤芍 15g

【用法】水煎服，每天 2 次，日 1 剂，经期停用。

【功效】温肾壮阳，凉血化瘀。

【适应证】**子宫内膜异位症（肾虚血瘀）**。症见：月经先后无定，经行腹痛，量或多或少，腰脊酸软冷痛，性欲淡漠，伴夜尿频多，头晕耳鸣，倦怠乏力，盆腔结节包块，舌淡黯，苔薄白，脉沉细。

【疗效】观察 67 例，痛经 58 例，缓解 56 例；肛门与腰骶部疼痛 8 例，缓解 6 例；内诊检查结节 36 例，消失 25 例；B 超检查发现的卵巢囊肿 38 例，缩小者 18 例。

【来源】葛帮雨 . 内异煎治疗子宫内膜异位症 67 例疗效观察 . 河南中医，1998，18（1）：50

🪷 异位舒汤

当归 15g　川芎　赤芍 10g　丹参 30g　桃仁 10g　香附 10g　元胡 10g　三棱 10g　莪术 10g　昆布 20g　穿山甲 10g　黄芪 20g　桂枝 10g

【用法】头煎加水约 500ml，先泡 20 分钟，武火煮沸后，先下淫羊藿、丹参、赤芍改小火再煮沸 20 分钟，再下紫草煮 10 分钟，取液约 200ml；二煎，加水约 400ml，武火煮沸后，改小火再煮沸 30 分钟，取液约 200ml；两煎药汁混合后，口服（温服），每天 2 次，日 1 剂，从月经干净始服，月经来潮停服，1 月为 1 个疗程。

【功效】活血化瘀，理气行滞，软坚散结。

【适应证】**子宫内膜异位症（气滞血瘀）**。症见：月经先后无定，经量或多或少，经色黯有血块，经行下腹坠胀剧痛，痛而拒按，甚或前后二阴坠胀欲便，胸闷，乳房胀痛，心烦易怒，舌黯，脉弦。

【疗效】治疗 50 例，临床痊愈（症状及盆腔包块，局部体征基本消失，不孕者在 2 年之内怀孕）11 例，有效（症状明显减轻，盆腔包块缩小）36 例，无效（症状和局部病变无变化或加重）3 例，妊娠率 62%，总有效率 94%。

【来源】于先美. 异位舒汤治疗子宫内膜异位症. 现代中西医结合杂志, 2000, 9 (16)：1585

🪷 祛瘀汤

大黄　五灵脂各 9g　鳖甲 15g　琥珀　吴茱萸各 3g　乳香　没药各 10g

【用法】水煎服，每天 2 次，日 1 剂。

【功效】祛瘀止痛。

【适应证】**子宫内膜异位症（血瘀）**。症见：女子月经多后期或周期正常，经来腹痛，甚或呈进行性加剧，不能坚持正常的工作，经量多少不一，经色紫暗，有血块，块下痛减，有时经行不畅、淋漓难净，或经间出血，或肛门坠胀不适，性交痛；舌质紫暗或舌边有瘀点，苔薄白，脉弦或弦细涩。

【临证加减】月经期，加服桃仁、红花、川芎、赤芍、益母草；经后腹胀痛或肛门坠胀疼痛者，加服柴胡、枳壳、白芍、元胡、川楝子、木香等；经行量多者，加服黄芪、黄芩、阿胶、艾叶炭；月经淋漓不净者，加服当归、川芎、赤芍、蒲黄、五灵脂、生山楂；输卵管不通者，加服黄芪、䗪虫、地龙、皂角刺、桃仁。

【疗效】治疗 50 例，痊愈 38 例，好转 10 例，无效 2 例，总有效率 96%，不孕症有效率 17%。

【来源】陈锦黎.王大增治疗内异症痛经经验——附 50 例临床病例分析.辽宁中医杂志，1996，23（6）：269

宣郁通经汤

酒炒白芍 15g 当归 15g（酒洗） 丹皮 15g 炒栀子 9g 白芥子 6g（炒研） 柴胡 3g 香附 3g（酒炒） 郁金 3g（醋炒） 黄芩 3g（酒炒） 生甘草 3g

【用法】水煎服，每天 2 次，日 1 剂，于经前及经期煎服，连服 7 天，用药 3 个月经周期。

【功效】舒肝泻火，养血调经。

【适应证】**宫内膜异位症不孕（肝郁血瘀）**。症见：婚久不孕，或伴少腹疼痛如针刺，阵发性加重，月经量中，色紫黑，有血块；有时性交痛，经前期乳房胀，烦躁易怒，舌质暗红，边有紫点或紫斑，苔白，脉弦或弦细涩。

【临证加减】痛经严重者，加蒲黄 12g（冲）、五灵脂 15g；腰酸者，加菟丝子 15g、杜仲 15g；头晕，气短者，加党参 10g、黄芪 15g；便干，咽燥者，加麦冬 12g、熟地黄 15g；癥瘕为主者加海藻 15g、皂角刺 20g、穿山甲 15g。

【疗效】治疗 51 例，有效（治疗期间及停药后半年内妊娠）41 例，无效（治疗 6 个疗程，停药后半年内未孕）10 例，总有效率为 80%。

【来源】林英，苗玉平.宣郁通经汤治疗子宫内膜异位致不孕症 51 例疗效观察.中医药研究，2001，17（4）：23－24

补肾调肝汤

柴胡 9g 当归 12g 白芍 12g 山萸肉 12g 巴戟天 12g 香附 12g 菟丝子 18g 淫羊藿 18g 肉苁蓉 9g 枳壳 9g 小茴香 6g 炙甘草 6g

【用法】水煎服，每天 2 次，日 1 剂。

【功效】补肾填精，理气调肝。

【适应证】**不孕症（肾虚肝郁）**。症见：婚久不孕，经来腹痛，月经或先或后，经量多少不一，平素带下不多，或经前烦躁易怒，胸胁乳房胀痛，精神抑郁，善太息；或头晕耳鸣，面色晦暗，腰膝酸软，精神疲倦；舌黯红，苔薄，脉弦细。

【临证加减】偏肾虚者，子宫发育不良，BBT 单项或上升不良者，加紫石英、党参、黄芪、鹿角胶、山药；气滞血瘀者，输卵管增厚有包块或有压痛或输卵管不通者，加王不留行、皂荚、路路通、夏枯草；痰湿内阻者，加半夏、茯苓、胆南星、浙贝母。

【疗效】治疗 112 例，受孕 94 例，无效 18 例，总有效率为 84.8%。

【来源】赵瑞兰. 补肾调肝汤治疗不孕症 112 例. 山东中医药大学学报，2000，24（4）：286－287

消癥汤

党参 25g　白术 15g　黄芪 25g　当归 15g　海螵蛸 20g　薏苡仁 15g　败酱草 15g　茜草 15g　桂枝 15g　茯苓 20g　甘草 10g

【用法】水煎服，每天 2 次，日 1 剂，3 个月 1 个疗程。

【功效】益气养血，化瘀消癥。

【适应证】**子宫内膜异位症（气虚挟气滞血瘀）**。症见：月经先后无定，经量或多或少，经色黯有血块，经行下腹坠胀剧痛，痛而拒按，甚或前后二阴坠胀欲便，胸闷，乳房胀痛，心烦易怒，或神疲肢倦，纳呆便溏，面色淡白；舌黯，有瘀点瘀斑，苔薄白，脉弦或弦涩。

【临证加减】腹痛剧烈加元胡、川楝子；手足凉加炮姜、艾叶；腰痛加枸杞子、菟丝子；手足热加女贞子、旱莲草；心烦易怒加香附、牡丹皮。

【疗效】治疗 15 例，痊愈（症状消失，盆腔包块等局部体征基本消失，不孕症患者在 3 年内妊娠或生育）8 例，显效（症状基本消失，盆腔包块缩小，或虽局部体征存在，但不孕患者受孕）4 例，有效（症状减轻，盆腔包块无增大或略缩小，停药 3 个月症状无加重）2 例，无效（主要症状无变化或加重，局部病变有加重）1 例，总有效率 93.3%。

【来源】徐畅，刘大伟，张美丽. 自拟消癥汤治疗子宫内膜异位症的疗效观察. 长春中医药大学学报，2008，24（1）：91

温肾化瘀汤

鹿角霜 巴戟天 菟丝子 炙三棱 炙莪术各10g 肉桂（后下）3g 元胡12g 炙五灵脂 当归 赤芍 川牛膝 香附各10g

【用法】头煎加水约500ml，先泡20分钟，武火煮沸后，先下鹿角霜、巴戟天、菟丝子、炙三棱、炙莪术、延胡索、炙五灵脂、当归、赤芍、川牛膝、香附，改小火再煮沸30分钟，再下肉桂，再煮沸15分钟，取液约200ml；二煎，加水约400ml，武火煮沸后，改小火再煮沸30分钟，取液约200ml；两煎药汁混合后，口服（温服），每天2次，日1剂，经前经期各服7天，治疗以3个月经周期为1个疗程。

【功效】温肾化瘀，活血止痛。

【适应证】**子宫内膜异位（肾虚血瘀）**。症见：月经先后无定，经行腹痛，量或多或少，腰脊酸软冷痛，性欲淡漠，伴夜尿频多，头晕耳鸣，倦怠乏力，盆腔结节包块，舌淡黯，苔薄白，脉沉细或弦涩。

【临证加减】肝郁气滞者，加柴胡、川楝子；肝郁化火者，加山栀、丹皮、夏枯草、钩藤；大便不畅者，加生大黄、大麻仁；有包块者，加蜈蚣粉、全蝎粉各1.5g（另吞）；月经过多者，去三棱、莪术，加党参、黄芪、仙鹤草、阿胶。

【疗效】治疗30例，痊愈8例，显效10例，有效9例，无效3例，总有效率89%。

【来源】何贵翔.温肾化瘀汤治疗子宫内膜异位30例.陕西中医，2001，22（6）：321

下瘀血汤加味

酒炒大黄5g 䗪虫6g 桃仁 荔枝核 夏枯草 鬼箭羽 当归各10g 连翘15g 山慈菇8g

【用法】水煎服，每天2次，日1剂，月经干净后3天开始服至下次月经来潮停用，3个月为1个疗程，一般为2个疗程。治疗期间停止服止痛药及激素类药。

【功效】泻热逐瘀。

【适应证】**子宫内膜异位症（湿热瘀结）**。症见：平时少腹时痛，经前或经期少腹疼痛加重，灼热拒按，或痛引腰骶，经血量多，经色深红，质稠有块，低热起伏，带下黄稠，小便短赤，舌质红，苔黄腻，脉滑数。

【临证加减】气滞血瘀者，加川楝子、郁金各10g；寒凝血瘀者，去酒炒大黄，加桂枝、乌药各10g；湿热蕴结者，加炒薏苡仁20g、泽泻10g；气虚者，加党参20g、白术各10g；若腹泻减者，酒炒大黄减至3g 体质弱者去酒炒大黄。

【疗效】治疗49例，治愈（症状全部消失，盆腔包块消失，后穹窿痛性结节消失，不孕者受孕）11例，好转（症状基本消失，盆腔包块缩小1/3以上，后穹窿痛性结节减少或触痛减轻）34例，无效（主要症状无变化，盆腔包块不缩小或增大，后穹窿痛性结节无明显变化，触痛未减轻）4例，总有效率91.84%。

【来源】侯志霞. 下瘀血汤加味治疗子宫内膜异位症49例. 山西中医，2010，26（1）：19－20

益肾逐瘀汤

紫石英30g 穿山甲10g 当归15g 川芎10g 赤芍15g 三棱10g 莪术10g 元胡20g 炒小茴香9g 牡蛎30g 夏枯草15g 血竭3g（冲服） 桂枝10g 甘草6g

【用法】头煎加水约500ml，先泡20分钟，武火煮沸后，改小火再煮沸30分钟，取液约200ml；二煎，加水约400ml，武火煮沸后，改小火再煮沸30分钟，取液约200ml；前两煎药汁混合后，口服（温服），每天2次，三煎加水500ml，取药液200ml，保留灌肠。药渣保留炒热后热敷小腹，日1剂，连用6个疗程。

【功效】益肾活血，调理冲任，软坚散结，通络止疼。

【适应证】**子宫内膜异位症（肾虚血瘀）**。症见：月经先后无定，经行腹痛，量或多或少，腰脊酸软，性欲淡漠，伴神疲，头晕耳鸣，乏力，面部色素沉着，盆腔结节包块，舌淡黯，苔薄白，脉沉细或弦涩。

【临证加减】肾虚较甚者，加巴戟天、续断；寒凝血瘀者，加川乌、吴茱萸；湿热内蕴者，加薏苡仁、红藤、连翘；肛门坠胀，尿疼者，加瞿麦、大黄；气虚者，加黄芪、党参；卵泡发育不良者，加女贞子、旱莲草、罗勒；排卵障碍者，加路路通、皂角刺。

【疗效】治疗 126 例，临床治愈（症状消失，盆腔包块等局部体征基本消失，不孕症患者在 3 年内妊娠或生育）59 例，显效（症状基本消失，盆腔包块缩小，或虽局部体征存在，但不孕患者受孕）42 例，有效（症状减轻，盆腔包块无增大或略缩小，停药 3 个月症状无加重）25 例。54 例不孕症，受孕 22 例。

【来源】盖德美．益肾逐瘀汤治疗子宫内膜异位症 126 例．吉林中医药，2008，28（10）：741

四物汤加味

生（熟）地 15g　白芍 15g　当归 15～20g　川芎 15～20g

【用法】水煎服，日 1 剂，从月经第 5 天开始服药，连服 10 剂，1 月为 1 个疗程，一般服 6 个疗程。

【功效】活血化瘀，软坚理气止痛。

【适应证】**子宫内膜异位症（气滞血瘀）**。症见：月经先后无定，经量或多或少，经色黯有血块，经行下腹坠胀剧痛，痛而拒按，甚或前后二阴坠胀欲便，胸闷，乳房胀痛，心烦易怒，舌暗，有瘀点瘀斑，苔薄白，脉弦或弦涩。

【临证加减】肾虚血瘀者，加党参、黄芪、白术各 15g；气滞血瘀者，加赤芍 15～20g、三棱 15g、桃仁 15～20g、黄芪 15g、红花 15g。

【疗效】治疗 50 例，临床治愈（症状消失，盆腔包块等局部体征基本消失，不孕症患者在 3 年内妊娠或生育）18 例，显效（症状基本消失，盆腔包块缩小，或虽局部体征存在，但不孕患者受孕）19 例，有效（症状减轻，盆腔包块无增大或略缩小，停药 3 个月症状无加重）7 例，无效（主要症状无变化或加重，局部病变有加重）6 例，总有效率 88.0%。受孕 16 例。

【来源】张惠媛，尚明莉．四物汤加味治疗子宫内膜异位症．中国全科医学杂志，2000，3（2）：159

补肾活血汤

菟丝子　桑寄生　白芍各 15g　续断　丹参　香附各 12g　当归 10g

【用法】水煎服，每天 2 次，日 1 剂，同时予孕三烯酮片 2.5mg 每周 2 次，第 1 次于月经第 1 天服用，3 天后服用第 2 次，以后每周相同时间服用。

【功效】活血化瘀，温肾补气。

【适应证】**子宫内膜异位症不孕（肾虚血瘀）**。症见：月经先后无定，经行腹痛，量或多或少，腰脊酸软，性欲淡漠，伴神疲，头晕耳鸣，乏力，面部色素沉着，盆腔结节包块，舌淡暗，苔薄白，脉沉细或弦涩。

【临证加减】经后期加女贞子、熟地；排卵期加川牛膝、桂枝、红花；经前期加鹿角片、淫羊藿、紫石英；月经先期加五灵脂、泽兰、乌药；痛经者制乳香、制没药、血竭。并据症酌加益气破血逐瘀之品，如黄芪、党参、白术、三棱、莪术、血竭、皂角刺、刘寄奴、䗪虫等。

【疗效】治疗 40 例，临床痊愈（临床症状消失，随访 1 年未复发）16 例，显效（症状基本消失，经期腰部稍感不适，随访 1 年未复发）14 例，有效（症状减轻，随访 1 年内仍有复发）8 例，无效（症状未见改善）2 例，妊娠 20 例，妊娠率 52.63%，总有效率 95%。

【来源】沈明霞. 补肾活血汤为主治疗子宫内膜异位症不孕 40 例. 浙江中医杂志，2012，47（1）：27

温经和营方

　　当归　熟地　枸杞子　桂枝　茯苓　白芍　丹参　党参各 12g　黄芪　川续断　菟丝子　山药各 15g　补骨脂　胡芦巴　淫羊藿　炙甘草各 10g　泽泻 6g

【用法】水煎服，每天 2 次，日 1 剂，以 3 个月为 1 个疗程，共治疗 2 个疗程。

【功效】温经和营，益气助孕。

【适应证】**子宫内膜异位症不孕（肾虚证）**。症见：婚久不孕，月经周期或前或后，经量或多或少，色淡黯，质清稀；腰膝酸软，头晕耳鸣，面色晦暗或有黯斑；舌淡黯，苔白润，脉沉细。

【疗效】治疗 30 例，妊娠 22 例，妊娠率 73.3%。

【来源】刘勇，王蕊，邢红梅. 温经和营方对子宫内膜异位症不孕患者排卵功能的影响. 河北中医药学报，2009，24（4）：13－14

益元通闭汤

黄芪　当归　川续断各30g　茯苓15g　川芎　赤芍　桂枝　泽泻
川牛膝各10g　人参6g　大黄3g

【用法】水煎服，每天2次，日1剂，3个月经周期为1个疗程。

【功效】补肾填精，活血行气。

【适应证】**子宫内膜异位症不孕（气滞血瘀伴肾虚）**。症见：月经先后无定，经行腹痛，量或多或少，腰脊酸软，精神抑郁，乳房胀痛，心烦易怒，伴神疲，头晕耳鸣，面部色素沉着，盆腔结节包块，舌淡黯，苔薄白，脉沉细或弦涩。

【疗效】治疗30例，痊愈（症状全部消失，盆腔包块等局部体征基本消失，不孕患者3年内妊娠或生育）8例，显效（症状基本消失，盆腔包块缩小）10例，有效（症状减轻，盆腔包块无增大或略缩小，停药3个月内症状不加重）3例，无效（主要症状无变化或恶化，局部病变有加重趋势）9例，总有效率70%。

【来源】张晓平.益元通闭汤治疗子宫内膜异位症不孕.山西中医，2008，24（7）：23－24

止痛种子汤

丹参30g　川芎9g　柴胡12g　元胡　炮姜各10g　当归　白芍
香附　小茴香　熟地　川牛膝各15g

【用法】水煎服，每天2次，日1剂，于月经周期第五日开始服药，20天为1个疗程。待经期过后依上法再服下一个疗程。

【功效】补肾行气活血。

【适应证】**子宫内膜异位症不孕（血瘀）**。症见：月经先后无定，经行腹痛，量少，腰脊酸软，伴神疲，头晕耳鸣，乏力，盆腔结节包块，舌淡暗，苔薄白，脉沉细或弦涩。

【临证加减】经行腹腰痛者，加桃仁、三棱、莪术；黄体功能欠佳者，加淫羊藿、巴戟天各10g，伴有肾虚腰酸，小便清长者，加肉桂9g，补骨脂10g；伴胸胁不舒，精神抑郁者，加川楝子、枳实各10g；伴有形体肥胖，带下量多，胸闷泛恶者，加半夏9g，苍术12g。

【疗效】治疗56例，3个疗程结束判定治疗效果。痊愈（症状全部消失，盆腔包块等局部体征基本消失，不孕患者3年内妊娠或生育）11例，显效（症状基本消失，盆腔包块缩小，或虽局部体征存在，但不孕患者受孕）24例，有效（症状减轻，盆腔包块无增大或略缩小，停药3个月症状无加重）12例，无效（主要症状无变化或加重，局部病变有加重）9例，总有效率83.8%。

【来源】李秀琴，李明，杨建辉.止痛种子汤治疗子宫内膜异位症不孕56例临床观察.现代中医药，2005，25（5）：34，46

❀ 膈下逐瘀汤

当归　赤芍　五灵脂　红花　炒枳壳　制香附　炒元胡各15g
川芎　炒桃仁　乌药各10g　甘草5g

【用法】水煎服，每天2次，日1剂。

【功效】活血化瘀，理气止痛。

【适应证】**子宫内膜异位症不孕（气滞血瘀）**。症见：婚久不孕，月经紊乱，经期延长，经行腹痛，进行性加重，经量多，带下量多，腰骶酸痛或腰膝酸软，肛门坠痛，精神抑郁，面色晦暗，舌淡暗，苔薄白，脉沉细或弦涩。

【临证加减】下腹部坠痛，胀痛，经行时加重，加三棱、莪术、刘寄奴各15g；经行前后腰骶疼痛加重者，加牛膝、川续断、杜仲各15g；经期延长，经量加多者，加炙龟板10g（先煎）、地榆炭、茜草、贯众炭各15g；输卵管阻塞者，加穿山甲10g、王不留行、路路通各15g、通草5g；输卵管与卵巢有粘连者，川厚朴、薏苡仁、陈皮各15g；卵巢呈巧克力囊肿者，加海藻、昆布各15g、穿山甲10g（先煎），去甘草；肺咳血，血尿者，加生地、茜草各15g、白茅根30g、黄连10g。

【疗效】治疗124例，痊愈（症状、体征消失，已妊娠）64例，显效（症状与体征基本消失，尚未妊娠）38例，好转（症状、体征有所好转）13例，无效9例，总有效率92.7%。

【来源】弭阳，弭超，弭峰.膈下逐瘀汤治疗子宫内膜异位症不孕124例.山西中医，2004，20（4）：47

🪷 内异止痛方

肉桂5g　五灵脂　三棱　莪术　白芥子　续断　杜仲　牡丹皮各10g　益母草30g　元胡15g

【用法】水煎服，每天2次，日1剂，经前3天服至经期结束。

【功效】活血化瘀，温阳止痛。

【适应证】子宫内膜异位症不孕（气滞血瘀）。症见：婚久不孕，经行下腹坠胀疼痛，痛而拒按，经量或多或少，经色黯，舌暗，脉弦。

【临证加减】小腹冷痛明显者，加艾叶10g、吴茱萸3g、甚者加附子6g；小腹胀痛明显者，加（醋制）香附10g、沉香粉3g（冲服）；小腹坠胀明显者，加黄芪15g、（炙）升麻6g；小腹刺痛，经前黄带多者，加败酱草、薏苡仁、红藤各15；出血量多者，加血竭6g（冲服）、（炒）蒲黄10g，或三七粉1.5g（冲服）；痛甚者，加全蝎粉、蜈蚣各1.5g（冲服）。

【来源】景彦林. 夏桂成辨治子宫内膜异位症不孕经验. 中医杂志，2011，52（21）：1822－1823

🪷 补肾化瘀方

紫石英　丹参　补骨脂　鹿角霜各15g　三棱　莪术　淫羊藿　巴戟天各10g

【用法】水煎服，每天2次，日1剂，3个月为1个疗程。

【功效】补肾填精，活血化瘀。

【适应证】子宫内膜异位症相关不孕（肾虚血瘀）。症见：经行腰腹疼痛，经后期加重，月经量多少不一，经期延长，色黯淡，质稀，有瘀块，阴部空坠，腰膝酸软，性欲减退，或夜尿频数，或大便频，质稀，舌淡暗，或舌体瘀斑，脉沉细。

【疗效】治疗30例，显效（症状基本消失，虽局部体征存在，但治疗期间或停止治疗后12个月内妊娠）9例，有效（症状减轻，停止治疗后3个月内症状不加重）18例，无效（主要症状无变化或恶化，局部病变有加重趋势）3例，总有效率90.0%。

【来源】潘荣，赵志海. 补肾化瘀法治疗子宫内膜异位症相关不孕30例. 福建中医药，2009，40（2）：1－3

🌸 鸡蛋艾叶汁

鸡蛋 2 枚　艾叶　生姜各 15g

【用法】加水适量煮，蛋煮片刻去壳，再煮药汁至大半碗，饮汁吃蛋。

【功效】温里散寒。

【适应证】**子宫内膜异位性不孕（寒凝血瘀型）。**

【来源】王维恒. 不孕不育千家妙方. 北京：人民军医出版社，2011：33

🌸 补骨脂牛肾粥

补骨脂 30g　牛肾 1 具　大米 60g

【用法】先将补骨脂用纱布包裹，加水 1500ml，煎 1 小时，取澄清煎液，然后加入牛肾、大米及水共煮粥。米熟烂后加油盐及调料服食，每日 1 次。

【功效】温肾散寒，活血行气。

【适应证】**子宫内膜异位性不孕症（阳虚血瘀型）。**

【来源】王维恒. 不孕不育千家妙方. 北京：人民军医出版社，2011：33

🌸 桃仁粳米粥

桃仁 20g　粳米 60g　红糖适量

【用法】将桃仁捣烂，加水浸泡，研汁去渣，与粳米同入沙锅内，加水 500ml，用文火煮成稀粥。隔日 1 服，早、晚各 1 次。

【功效】活血化瘀。

【适应证】**各型子宫内膜异位性不孕症。**

【来源】王维恒. 不孕不育千家妙方. 北京：人民军医出版社，2011：33 – 34

🌸 益气散结剂

黄芪 30g　莪术 20g　炙山甲片 10g　川芎 10g　片姜黄 10g。

【用法】将上方药物加减加水 500ml 煎至 100ml，放置 35℃左右时，直肠灌注，保留 30 分钟以上，每周 2 次，经期停用，疗程 3 个月。

【功效】活血化瘀。

【适应证】**子宫内膜异位性（瘀血内停，经脉阻滞）。**症见：经行腹痛，进行性加重，月经紊乱，经期延长，经量多，腰骶酸痛或腰膝酸软，肛门坠痛，头晕耳鸣，神疲乏力，带下量多，面色晦暗，不孕，舌淡暗，苔薄白，脉沉细或弦涩。

【临证加减】气滞血瘀型，可加柴胡、香附等；寒凝血瘀型，可加小茴香、良姜、肉桂、附子等；热郁瘀阻型，加牡丹皮、生地、赤芍、红藤、败酱草、马齿苋等；气虚血瘀型，加用黄芪、党参等。

【疗效】治疗26例，痊愈1例，显效3例，有效15例，无效7例，总有效率73.08%。

【来源】徐文娟，黄美华. 益气散结剂加减治疗子宫内膜异位症26例. 江西中医药，2012，43（2）：36

第五节 子宫发育不良性不孕

子宫是产生月经、孕育胎儿的主要器官，如果子宫发育不良，则受精卵难以着床生成胚胎而造成不孕。子宫发育不良主要临床表现为原发性闭经，初潮延迟，月经过少，原发性痛经和不孕症。有统计资料表明，轻度子宫发育不良者，治疗后妊娠率可达30%左右，较重者妊娠率则为15%。

现代研究证明，补肾中药可通过提高垂体本身合成、分泌和促进性激素功能及其下丘脑反应，促进排卵功能的恢复，补肾中药对多个靶器官均有作用。鹿茸、淫羊藿、蛇床子、菟丝子等具有性激素样作用，能兴奋性腺，促进发育不良性卵巢成熟排卵，促进子宫的发育，调整妇女生殖功能。紫河车含有雌激素、助孕酮、糖皮质激素、促性腺激素，有促进子宫和卵巢发育的作用，用于治疗子宫发育不良有一定疗效。

育麟奇效方

芥菜花15g 艾叶 炙甘草各3g 紫石英30g 补骨脂 菟丝子 肉苁蓉 益母草 当归各10g 黑大豆90g 鸡蛋3枚

【用法】先将鸡蛋煮熟去壳，药物头煎加水约500ml，先泡20分钟，将鸡蛋与上药武火煮沸后，改小火再煮沸20分钟，取液约200ml；二煎，加水约

400ml，武火煮沸后，改小火再煮沸 20 分钟，取液约 200ml；两煎药汁混合后，先食鸡蛋，后服药汁（温服），每天 2 次，日 1 剂，行经时每日 1 剂至经净。

【功效】补肾温阳，暖胞育孕。

【适应证】**子宫发育不良性不孕症（肾阳虚）**。症见：婚久不孕，月经迟发，或月经后推，或停闭不行，经色紫暗，性欲淡漠，小腹冷，带下量多，清稀如水。头晕耳鸣，腰膝酸软，夜尿多；眼眶黯，面部黯斑；舌质紫暗或舌边有瘀点，苔白，脉沉细尺弱。

【来源】黄志强，五帮才．先师王底兰治疗妇女不孕症四法．辽宁中医杂志，1988，30（9），12 - 13

🌸 苁蓉菟丝子丸

当归 25g　熟地黄 50g　白芍 25g　山萸肉 25g　枸杞子 15g　肉苁蓉 15g　紫石英 50g　鹿角霜 15g　桑寄生 15g　菟丝子 15g　杜仲 15g　覆盆子 10g　淫羊藿 15g　补骨脂 25g　白术 30g　巴戟天 20g

【用法】水煎服，每天 2 次，日 1 剂，适量加血肉有情之品紫河车及鹿角片。

【功效】补肾益气填精，暖宫调和冲任。

【适应证】**子宫发育不良性不孕症（肾气虚）**。症见：婚久不孕，月经不调或停闭，经量或多或少，经色黯，经来腹痛，甚或呈进行性加剧，白带多。头晕耳鸣，腰膝酸软，精神疲倦，小便清长；舌淡，苔薄白，脉沉细，两尺脉弱。

【疗效】治疗 30 例，有效 25 例，无效 5 例，总有效率 80% 以上。

【来源】刘元军．苁蓉菟丝子丸治疗子宫发育不良不孕症 30 余例．中国中医药现代远程教育，2011，9（13）：131 - 132

🌸 加味归肾汤

熟地 15g　山药 15g　茯苓 15g　当归 12g　黄芪 20g　炒杜仲 15g　枣皮 12g　枸杞子 15g　菟丝子 15g　巴戟天 15g　淫羊藿 15g　鸡血藤膏 15g（烊化）　仙茅 12g　紫河车 3 包　丹参 15g　香附 15g

【用法】水煎服，每天 2 次，日 1 剂。同时每月食健康产妇娩出的新鲜胎盘 1 个，剪去脐带，洗净附着的血液，反复浸漂，炒食。

【功效】补肾益精，养血促孕。

【适应证】**子宫发育不良（肾虚型）**。症见：婚久不孕，月经迟潮，月经不调，或停闭，经量稀少，色黯或淡暗或较鲜红，头晕耳鸣，腰膝酸软，精神疲倦，小便清；或眼眶黯，面部黯斑；或形体消瘦，头晕耳鸣，五心烦热，失眠多梦，舌淡或淡黯，苔薄或少，脉沉，两尺脉弱或细或沉细尺弱。

【临证加减】伴卵巢发育不良，无排卵者，加制龟板、鹿茸或制附子；性欲淡漠者，加石楠藤、肉苁蓉、加重淫羊藿、仙茅用量。

【疗效】治疗 26 例，治愈（月经来潮，经量正常，月经周期建立，B 超检查：子宫大小正常，或已受孕）18 例，显效（月经来潮，经量增多，月经周期基本建立，B 超检查：子宫较治疗前增大）6 例，无效（治疗前后临床症状及 B 超检查结果无明显变化）2 例，总有效率 92.3%。

【来源】石菜叶．加味归肾汤治疗肾虚型子宫发育不良 26 例疗效观察．云南中医中药杂志，2011，32（9）：50

🪷 红海赤布汤

红花 6g　海藻 10g　赤芍 10g　昆布 10g　白术 12g　蒲公英 12g　秦艽 10g　丹参 12g　车前子（盐炒）10g　柴胡 15g　香附（醋制）6g　元胡（醋制）10g　三七 6g　地骨皮 10g　鳖甲 3g　党参 10g　茯苓 10g　熟地 20g　当归 10g

【用法】水煎服，每天 2 次，日 1 剂。

【功效】补肾益气，软坚散结。

【适应证】**先天性子宫发育不良不孕症（肾虚血瘀）**。症见：婚久不孕，月经初潮较迟，经行后期，或经行腹痛，月经量少，经色淡，质稀，腰酸膝软，头晕耳鸣；舌暗，苔薄，脉弦细。

【临证加减】肾阳虚，腰膝酸软，畏寒肢冷者，加淫羊藿 10g、熟附子 6g；形体肥胖者，加苍术 15g、陈皮 12g、半夏 10g；形体消瘦者，加黄芪 30g、当归 6g。

【疗效】治疗 160 例，受孕 150 例，未受孕 10 例，总有效率 94%。

【来源】张瑜．自拟红海赤布汤治疗先天性子宫发育不良不孕症 160 例．中国社区医

师（医学专业），2011，13（5）：120

🌸 参芪汤

人参（另煎）　白术各12g　黄芪　炒山药　枸杞子各30g　鹿角胶（烊化）　川续断　制附子　龟板胶（烊化）各10g　山茱萸　熟地各15g　甘草19g

【用法】水煎服，每天2次，日1剂，连服2个月为1个疗程。

【功效】温肾填精，益髓养血。

【适应证】**子宫发育不良（脾肾阳虚，气血不足）**。症见：婚久不孕，月经迟发，或月经后推，或停闭不行，量少，经色淡，性欲淡漠，小腹冷，带下量多，清稀如水。神疲气短，四肢畏寒，纳差，小腹空坠；或头晕耳鸣，腰膝酸软，易出汗；或眼眶黯，面部苍白；舌质淡，苔白，脉沉细尺弱。

【疗效】治疗8例，治愈（临床症状消失，月经周期规律，妇科检查及子宫B超基本正常）5例，显效（临床症状明显减轻，月经周期规律，经量、经色、经质正常，妇科及子宫B超示子宫较前有所发育）2例，无效（临床症状及体征均无变化）1例，总有效率87.5%。

【来源】杨艳玲，许宝彩，薛淑娟．参芪汤治疗子宫发育不良8例．实用中医药杂志，2003，19（12）：172

🌸 暖宫汤

熟地黄　巴戟天　山茱萸　枸杞子　菟丝子各15g　淫羊藿　当归　川芎各10g　肉桂3g　炙甘草6g

【用法】水煎服，每天2次，于月经净后3日开始服药，日1剂，连续14日为1个疗程，平时常服自制紫河车胶囊，每次3粒，每日2次，月经期停用。

【功效】温肾暖宫，调理冲任。

【适应证】**子宫发育不良不孕（肾阳虚弱，宫寒不孕）**。症见：婚久不孕，月经迟发，或月经后推，或停闭不行，经色淡暗，性欲淡漠，小腹冷，带下量多，清稀如水。头晕耳鸣，腰膝酸软，夜尿多；眼眶黯，面部黯斑；舌质紫暗或舌边有瘀点，苔白，脉沉细尺弱。

【临证加减】肝郁者，去山茱萸，加炒香附、郁金；血瘀者，加丹参；湿热者，加蒲公英、紫花地丁。

【疗效】治疗 34 例，显效（月经恢复正常，B 超示子宫大小正常，治疗 2~4 个疗程妊娠）12 例，有效（月经基本正常，B 超示子宫大小正常，治疗 5~7 个疗程仍未妊娠）15 例，无效（月经基本正常，B 超示子宫大小仍小于正常，治疗 10 个疗程以上未妊娠或自动放弃治疗）7 例，总有效率 79.4%。

【来源】张平. 暖宫汤治疗子宫发育不良不孕 34 例. 河北中医，2003，25（3）：172

育子丸

川乌 6g　乌药 6g　香附 12g　木香 6g　沉香 6g　苍术 12g

【用法】水煎服，每天 2 次，于月经净后 3 日开始服药，日 1 剂，自月经来潮第 5 天开始服，共服 22 天为 1 个疗程。对月经不调者，可在行人工周期同时服用，亦可经期调准后服用。

【功效】疏肝解郁，温经散寒。

【适应证】**不孕症（肾虚肝郁）**。症见：月经大致正常或先后无定期，经行不畅，量少，色清稀，经来腹痛，经前烦躁，白带绵绵，或腰膝酸软，四肢不温，大便溏薄，舌暗淡有紫点，脉弦或沉弱。

【临证加减】有输卵管增厚者加丹参 15g、赤芍 10g；少腹疼痛者加元胡 12g、白芍 15g。

【疗效】治疗 30 例，痊愈（B 超报告怀孕）24 例，无效（B 超检查未孕）6 例，总有效率 80%。

【来源】白艳雪，邱春晓. 育子丸治疗不孕症. 河北中医，1994，16（1）：26

益气活血方

Ⅰ号方：当归　川芎　赤芍　川牛膝　熟地黄　小茴香　香附各 15g　桃仁　红花各 12g　甘草 5g

Ⅱ号方：熟地黄　当归　白芍　淫羊藿　仙茅　鹿角霜　何首乌　枸杞子　川续断各 15g　甘草 5g

【用法】水煎服，每天 2 次，日 1 剂，月经期口服Ⅰ号方，连服 3~5 剂，月经周期第 10 天左右（排卵前期）口服Ⅱ号方，连服 5~10 剂。

【功效】益肾养血，活血化瘀。

【适应证】**不孕症（肾虚血瘀）**。症见：婚久不孕，月经初潮较迟，月经延期或稀发，或闭经，经血少，有块，经行腹痛，经色紫暗有块，腰腹发凉，头晕耳鸣；舌暗，苔薄，脉弦细。

【临证加减】经血少，有块，月经延期或稀发、闭经者，加三棱、莪术、益母草、大黄、牵牛子、苏木各 15g；痛经者加五灵脂、蒲黄、元胡各 12g；腰腹发凉者加炮干姜、肉桂各 10g。

【疗效】治疗 196 例，痊愈 108 例，好转 74 例，无效 14 例，总有效率 92.9%。

【来源】陈立富，郑林．益肾活血法治疗不孕症 196 例．河北中医，1998，20 (1)：18

🪷 温肾暖宫方

紫石英 30g　鹿茸 1g　菟丝子　车前子　蛇床子　枸杞子　韭菜子　女贞子　仙茅　丹皮　白芍各 12g　肉桂　炒艾叶　小茴香　川芎　大枣各 10g　淫羊藿　当归　首乌各 15g　甘草 6g

【用法】水煎服，每天 2 次，日 1 剂，从就诊之日起，服至月经来潮，停药 5 日后，依此连续服用 3 个月经周期，即为 1 个疗程。

【功效】温肾暖宫，调冲理血。

【适应证】**子宫发育不良（肾气素虚，冲任不调）**。症见：月经正常或后期，甚至闭经，量少，色淡，腰酸膝软，头晕耳鸣；或精神不振，面色少华，形体消瘦，舌苔薄白，六脉沉细。B 超检查：子宫发育不良。

【临证加减】肾中精气亏虚者合以"左归饮"，气血双亏者合以"十全大补汤"。若服上方超过 30 剂月经仍未至者，可原方加䗪虫 10g、水蛭 10g、益母草 30g。

【疗效】治疗 78 例，子宫长径均增长 1.5cm 以上，横径增长 0.8cm 以上 26 例，月经周期恢复正常 32 例，子宫有不同程度增大者 78 例，妊娠 35 例。

【来源】蔡锡英．温肾暖宫法治疗子宫发育不良 78 例．中医研究，2001，14 (5)：39 - 40

血府逐瘀汤加味

桃仁12g　红花　当归　生地9g　川芎4.5g　赤芍6g　牛膝9g　桔梗4.5g　柴胡3g　枳壳6g　甘草6g

【用法】水煎服，每天2次，日1剂，每25剂为1个疗程。

【功效】活血化瘀，疏肝理气。

【适应证】**子宫发育不良不孕症（气滞血瘀）**。症见：月经延期、量少，经期1～2天，色淡红，甚者闭经几个月，形体羸瘦，面色萎黄，纳呆，体倦怠乏力，头晕目眩；舌淡红，苔薄白，脉沉细。妇科检查：直肠、腹部可扪及小而活动的子宫。

【临证加减】气虚者，加参、芪，减柴胡、枳壳；肾阴虚者，加枸杞子、旱莲草，减桔梗、柴胡；肾阳虚者，加淫羊藿、肉苁蓉，减桔梗、柴胡、枳壳；血虚者，加何首乌、熟地，减桔梗、柴胡、生地。

【疗效】治疗48例，妊娠35例，显效（子宫增大、经期及症状好转）5例，无效（子宫大小变化不大，症状略有好转）8例，妊娠率72.9%，总有效率83.3%。

【来源】杨桂玉. 血府逐瘀汤加减治疗子宫发育不良不孕症48例. 中国乡村医药，2006，13（4）：59

毓麟珠加味

鹿角胶　熟地黄　枸杞子　杜仲　白芍　川芎　菟丝子　党参　茯苓　丹参　香附各15g　紫河车　当归　白术　炙甘草各10g　花椒5g

【用法】头煎加水约500ml，诸药（除紫河车外）先泡20分钟，武火煮沸后，改小火再煮沸30分钟，取液约200ml；二煎，加水约400ml，武火煮沸后，改小火再煮沸30分钟，取液约200ml；两煎药汁混合后，将紫河车放在60℃恒温箱中，烤干研末，然后将两药混合，口服（温服），每天2次，日1剂。

【功效】温肾填精，益气养血。

【适应证】**子宫发育不全原发性不孕（肾虚血亏）**。症见：婚久不孕，多伴有月经过少、月经不规则或痛经，或腰膝酸软、畏寒肢冷、性欲淡漠、小腹冰凉，舌质淡，苔白，脉沉细尺弱。妇科检查：子宫发育不良，未发现其他异常，丈夫精液化验未见异常。

【疗效】治疗 23 例，妊娠 23 例，妊娠 100%。

【来源】姜丽玉. 毓麟珠加味治疗子宫发育不全原发性不孕 23 例. 中医药学报，2001，29（5）：30

❀ 补肾固冲汤

鹿角片　巴戟天　肉苁蓉各15g　菟丝子　紫河车　当归　首乌　枸杞子　益母草　香附各10g　红花3g

【用法】水煎服，每天2次，日1剂，3个月为1个疗程。

【功效】补肾填精，调理冲任。

【适应证】**子宫发育不良（肾虚型）**。症见：婚久不孕，月经初潮较迟，月经量少，经行腹痛，经色淡，腰酸膝软，头晕耳鸣；舌淡，苔薄白，脉细弱。B超显示子宫发育不良，或幼稚子宫。

【临证加减】痰湿甚者，去熟地、何首乌，加法半夏、苍术各15g；瘀血甚者，加三棱、莪术各10g。

【疗效】治愈 24 例，好转 6 例，无效 2 例，治愈率 75%，总有效率 93.75%。

【来源】杨晓海. 从肾论治子宫发育不良 32 例. 陕西中医，2008，29（7）：803 - 804

❀ 调经育宫汤

菟丝子20g　巴戟天10g　仙茅10g　淫羊藿10g　鹿角霜10g　熟地30g　何首乌30g　阿胶珠10g　枸杞子10g　益母草30g　炒桃仁10g　红花10g

【用法】水煎服，每天2次，日1剂，同时服用己烯雌酚1mg，每日1次，睡前口服。自月经周期第5日起连用20天，每个月经周期为1个疗程。

【功效】固肾养血祛瘀。

【适应证】**幼小子宫（肾虚血瘀）**。症见：月经初潮较迟，月经不规则，月经量少，经行腹痛，经色紫暗有块，腰酸膝软，头晕耳鸣；舌暗，苔薄，脉弦细。B 超和妇科检查：子宫幼小，但结构及形态正常。

【临证加减】腰痛甚者加桑寄生、川续断；经来腹痛甚者加元胡、川楝子。

【疗效】治疗 46 例，痊愈 37 例，有效 9 例，总有效率 100%。

【来源】殷林茂，周建民，周惠娜，等．中西医结合治疗幼小子宫 46 例．河北中医，1992，14（4）：40

🪷 调冲助孕汤

当归　熟地黄　白芍　太子参　巴戟天　菟丝子　枸杞子　淫羊藿　山茱萸　覆盆子　制何首乌　鹿角霜个 10g　山药 15g　河车粉 3g

【用法】水煎服，每天 2 次，日 1 剂。

【功效】补肾填精，养血调经。

【适应证】**幼稚子宫及卵巢功能低下不孕（肾精不足，冲任虚损）。症见：婚久不孕，月经先后无定，经量乍多乍少，经色淡，腰酸膝软，头晕耳鸣；舌淡，苔薄白，脉细弱。**

【临证加减】偏气虚太子参易党参 12g，加黄芪 15g；血虚加阿胶 15g；阳虚加附子 9g、肉桂 1.5g、补骨脂 10g、仙茅 10g；阴虚内热加龟甲 15g、生地黄、丹皮、女贞子各 10g，月经量少加益母草 12g、鸡血藤 10g、川芎 10g；月经量多加茜草炭 6g、乌贼骨 15g、侧柏叶 10g；白带如水加芡实 15g、乌贼骨 15g。

【来源】杨思澍，严秀澜，王新佩．中国现代名医验方荟海．武汉：湖北科学出版社，1996：1360－1361

🪷 赞育丹

熟地　白术　当归　枸杞子　炒杜仲各 15g　巴戟肉　肉苁蓉　山药　炒韭子　仙茅各 12g　淫羊藿　肉桂各 10g　蛇床子　制附子各 6g

【用法】水煎服，每天 2 次，日 1 剂，连服 2 个月后，6 个月为 1 个疗程（经期停用）。

【功效】温肾壮阳，补精益血。

【适应证】**子宫发育不良症（肾阳虚衰，精血亏损）。**症见：月经后期，量少色淡，无血块，经后少腹隐痛，喜温喜按，白带量少，腰膝酸软，面色晦暗，小便清长，舌质淡，苔薄白，脉沉迟。

【临证加减】少气懒言加人参4.5g；经量过少色淡加紫河车12g、鹿角胶9g（烊化）；情绪不畅加柴胡9g，香附、郁金各10g；食欲不振加焦三仙各15g。

【疗效】治疗50例，有效43例，无效7例，总有效率86%。

【来源】徐集民. 赞育丹治疗子宫发育不良症50例观察. 新中医，1991，23（11）：30－31

🌸 河车大造汤

熟地黄　当归　女贞子各15g　枸杞子　紫河车各12g　五味子　黄精各10g

【用法】水煎服，每天2次，日1剂，连服3个月后复查子宫增长情况，6个月为1个疗程，经期不停药。

【功效】温肾壮阳，补精益血，调冲暖宫。

【适应证】**子宫发育不良症（肾阳虚衰，精血亏损）。**症见：月经后期，量少色淡，无血块，经行或经后少腹疼痛喜按，白带量少，腰膝酸软，面色晦暗，四肢不温，小便清长，舌质淡，苔薄白，脉细弱。B超检查子宫小于正常1/3以上。

【临证加减】阳虚内寒，胞宫虚冷者加附子10g；寒甚排卵障碍者加附子30~60g（先煎）、紫石英25g；经量过少色淡者加何首乌、鹿角胶各10g；情绪不畅，经前乳胀者加郁金10g、橘叶12g；痛经者加生蒲黄、元胡各10g；肥胖者加石菖蒲、半夏各10g；食欲不振加焦三仙各30g；BBT单相者，于排卵前加生丹参15g，莪蔚子、羌活各10g；黄体功能不健者，于排卵后加淫羊藿、补骨脂、巴戟天各10g。

【疗效】痊愈18例，好转8例，妊娠10例，无效4例，总有效率87.0%。

【来源】张爱玲. 中药治疗子宫发育不良症30例. 中国民间疗法，2007，15（7）：26

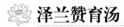 泽兰赞育汤

泽兰　香附　焦白术　当归　覆盆子　枸杞子各15g　益母草30g　蒲黄　王不留行　柴胡各10g　五灵脂9g　乌药12g　黄芪20g　沉香8g　菟丝子10g

【用法】水煎服，每天2次，日1剂，治疗2~6个月。

【功效】调经补血，舒肝理气，活血化瘀，健脾补肾。

【适应证】**不孕症（冲任失调）**。症见：月经不调，经量或多或少，色黯，胸胁满闷，乳胀腹痛，急躁易怒，四肢困倦，少气懒言，食少便溏，舌质紫暗，或有瘀点，苔润，脉细微弦。

【临证加减】虚热者加地骨皮、旱莲草、女贞子各10g，减沉香、乌药、香附；胞宫寒者加紫石英10g、细辛3g；下焦瘀血者加刘寄奴、桃仁、红花各10g；痰盛阻络者加橘红、半夏、丝瓜络、茯苓各10g；气虚者加党参30g，减五灵脂。

【疗效】治疗60例，治愈57例，无效3例，治愈率95%。

【来源】朱西园，张银恋. 泽兰赞育汤治疗60例不孕症小结. 河北中医，1987，9（2）：14

第六节　排卵功能障碍性不孕

成熟卵子自卵泡逸出的过程，称为排卵。若卵巢由于某些原因影响，出现排卵功能障碍而未能排卵，导致不孕，称排卵功能障碍性不孕症。在女性不孕症中，无排卵是常见因素，约占20%。

中医学认为：排卵障碍的最大原因在于肾虚，肾－天癸－气血之间的平衡失调是引起排卵功能障碍性不孕症的主要因素。

因此治疗上，温补肾阳，兴旺命火，即可起到温煦生化，促进排卵的功能。

助孕1号水丸

紫石英30g　罗勒　川续断　川牛膝　枸杞子　淫羊藿　熟地黄
菟丝子各15g　川芎　肉桂各6g　川椒2g　赤芍　白芍　香附　当归
丹皮何首乌　鹿角胶各10g

【用法】水煎服，每天2次，日1剂。从月经第5天起，连服15天，3个
月为1个疗程。

【功效】温肾填精，补益肾门，祛瘀通络。

【适应症】**排卵障碍性不孕症（肾阳虚或伴有血瘀）**。症见：婚久不孕，
月经周期大致正常，经色淡暗或紫暗，性欲淡漠，小腹冷感，带下量多，清
稀如水，经前心烦易怒，乳房胀痛，头晕耳鸣，腰酸乏力，小腹凉感；眼眶
黯，面部黯斑；舌质淡黯或紫暗或舌边有瘀点，苔白，脉沉细尺弱或弦涩。

【疗效】治疗120例，痊愈（治疗后受孕）80例，有效（有排卵而未受
孕）20例，无效（未促出成熟卵泡）20例，总有效率为83.3%。

【来源】崔呢喃，李光静. 助孕1号治疗排卵障碍性不孕症120例，陕西中医，
2003，24（11）：963－964

石英毓麟汤

紫石英15g　淫羊藿15g　川椒1.5g　川芎6g　川续断12g　川牛
膝15g　菟丝子　枸杞子　香附　丹皮　赤白芍各9g　桂心6g　当归
12～15g。

【用法】水煎服，每天2次，日1剂。

【功效】温肾养肝，调经助孕。

【适应证】**无排卵型不孕症（肾虚肝郁）**。症见：婚久不孕，月经不调或
停闭，经量少，经色淡黯，经来下腹部不适，经前胸胁、乳房胀痛。有时经
行不畅、淋漓难净。头晕耳鸣，腰膝酸软，胸闷不舒，小便清长；舌淡，苔
薄白，脉沉细，两尺脉弱。

【临证加减】①月经周期为2～3个月，子宫为正常2/3大小或性欲偏低
者，紫石英改为60～100g、淫羊藿改为30g，发现BBT上升3天后停药，不
怀孕者，下个月经周期，照前方法再服药；②继发闭经者，紫石英改为60～
100g；偏于精亏阴不足者，枸杞子改为20～30g，加女贞子15g、熟地30g、

山萸肉 15g、山药 30g；偏于气虚阳不足者，菟丝子改为 20～30g 加黄芪 30g、补骨脂 12g、熟附子 6g；月经先期偏热者加黄芩、生地、地骨皮各 10g；月经后期量少，少腹疼气滞血瘀者加青陈皮、红花、泽兰叶各 10g；③兼肝郁证者加柴胡、郁金、佛手各 10g；④食欲不佳者加鸡内金、焦三仙各 15g；⑤输卵管通而不畅者加蒲公英、山甲珠、路路通各 15g；完全不通者用外用方配合治疗（采用药物为透骨草、地龙、三棱、莪术、蜈蚣、海藻、皂角刺、丹参等）。

【疗效】治疗 54 例，结果妊娠 25 例，好转 18 例，总有效率 79.6%。

【来源】王奎武，李娜，杜平，等. 李广文教授治疗无排卵型不孕症 54 例的经验. 河南中医，1995，15（3）：154

补肾益冲方

熟地黄 15g 山茱萸 10g 鹿胶 10g 龟板 10g 山药 15g 川续断 15g 菟丝子 15g 香附 10g

【用法】水煎服，每天 2 次，日 1 剂，自月经第 5 日开始服用，连服 10 剂，重复应用 2 个月经周期为 1 个疗程。

【功效】补肾益冲，调经助孕。

【适应证】排卵障碍病证（肾虚证）。症见：①肾阳虚：婚久不孕，月经量少，色淡或月经稀发，面色晦暗，腰膝酸软，性欲淡漠，大便不实，小便清长，舌淡苔薄，脉沉细。②肾阴虚：婚久不孕，月经后期量少，形体消瘦，腰酸、头晕目眩、耳鸣、五心烦热，舌红，脉细数。检查：BBT 单相者、内分泌化验及 B 超监测未见优势卵泡及无排卵。

【疗效】治疗 127 例，有效 96 例，无效 31 例，总有效率 83.3%。

【来源】单志群，韩百灵. 补肾益冲方治疗排卵障碍病证的临床研究. 中医药学报，2001，29（5）：26－27

促排汤

促排汤：肉苁蓉 12g 三棱 9g 红花 9g 柴胡 9g 菟丝子 12g 山茱萸 9g 当归 10g 熟地黄 10g 覆盆子 12g

促卵泡汤：当归 熟地黄 菟丝子 鸡血藤 紫河车 肉苁蓉

淫羊藿　香附　益母草（接近排卵期加用丹参、泽兰、巴戟天）

　　促黄体汤：菟丝子　覆盆子　当归　紫河车　淫羊藿　巴戟天
炒杜仲　桑寄生　续断　艾叶

【用法】促排汤水煎服，每天 2 次，日 1 剂。于月经第 5 日开始服用促卵
泡汤，待卵泡排出后改用促黄体汤。

【功效】温阳填精，理气活血。

【适应证】**排卵功能障碍（肾阳虚夹血瘀）**。症见：婚久不孕，月经迟
发，或月经后推，或停闭不行，经色淡暗或紫暗，性欲淡漠，小腹冷，带下
量多，清稀如水。头晕耳鸣，腰膝酸软，夜尿多；眼眶黯，面部黯斑；舌质
淡暗，苔白，脉沉细尺弱或弦涩。

【临证加减】经前乳胀加香附 12g、郁金 12g、青皮 6g。

【疗效】治疗 51 例，受孕 33 例，受孕率 56.89%。

【来源】桑珍，徐莲薇. 促排汤治疗排卵功能障碍 51 例临床观察. 上海中医药杂志，
2006，40（5）：40－41

促卵方

　　仙茅　淫羊藿　肉苁蓉　丹参各 10g　紫石英 20g　巴戟天 12g
紫河车　肉桂各 3g　山茱萸 9g　枸杞子 15g

【用法】水煎服，每天 2 次，日 1 剂，连服 20 日为 1 个疗程，连用 3 个
疗程。

【功效】补肾填精，暖宫促卵。

【适应证】**排卵功能障碍（肾虚证）**。症见：婚久不孕，月经后期，量
少，色淡，或闭经，头晕耳鸣，腰膝酸软，性欲淡漠，小便清长，大便溏薄，
舌质淡红，苔白，脉沉细。

【疗效】治疗 100 例，痊愈 60 例，显效 21 例，有效 9 例，无效 10 例，
总有效率 90%。

【来源】张灵芳. 中药治疗排卵功能障碍 100 例观察. 实用中医药杂志，2005，
（1）：5

补肾排卵汤

　　鹿茸 2g（冲服）　淫羊藿 10g　女贞子 15g　墨旱莲 15g　枸杞子

15g　菟丝子 15g　山药 30g　丹参 30g　制龟板 6g（冲服）

【用法】水煎服，每天 2 次，日 1 剂。取穴：中极、关元、子宫（双）、三阴交（双），于月经第 2 日起每日治疗 1 次，共 5 日。3 个月为 1 个疗程。

【功效】补肾排卵，化瘀解郁，健脾统血，温经散寒。

【适应症】**无排卵不孕症**。

【临证加减】肾虚肝郁型加川楝子 10g、制香附 15g、当归 30g、川芎 12g；若双乳胀甚者加柴胡 10g、橘核 10g；小腹胀加小茴香 10g；肾虚脾弱型加党参 30g、黄芪 15g、黄精 10g、熟地黄 10g、枸杞子 12g；经量多者，加仙鹤草 15g、炒地榆 10g、海螵蛸 10g；失眠多梦加夜交藤 15g、茯苓 30g、灯心草 6g；便溏者加炒扁豆 10g、木香 5g；纳呆者加鸡内金 30g、山楂 15g；肾虚宫寒型加紫石英 6g、附子 6g（先煎）、当归 30g、艾叶 6g；经量少者加红花 15g、桃仁 10g、益母草 30g；畏寒较甚加吴茱萸 10g、肉桂 6g

【疗效】治疗 68 例，有效 39 例，无效 29 例，总有效率 57.4%。

【来源】李文英.补肾排卵汤加减合电针治疗无排卵不孕症 68 例.河北中医，2002，24（8）：571-572

🌸 补肾养血方

　　当归　炒白芍药　菟丝子　巴戟天　肉苁蓉　熟地黄　覆盆子
枸杞子　制香附各 10g　炙龟板 15g　川芎 6g

【用法】水煎服，每天 2 次，日 1 剂。

【功效】补肾填精，养血助孕。

【适应证】**无排卵性不孕（肾虚证）**。症见：婚久不孕，月经后期，量少，色淡，或闭经，头晕耳鸣，腰膝酸软，性欲淡漠，小腹冷感，大便溏薄，舌质淡红，苔白，脉沉细。

【临证加减】寒盛加肉桂、熟附子各 10g、紫石英 30g；月经量少加黄芪 15g；如 B 超卵泡发育直径 20mm 左右，加三棱、莪术各 10g；如 BBT 上升后高温相 <0.3℃，时间 <12 天，加黄芪、党参各 15g。

【疗效】治疗 86 例，妊娠 35 例，好转 29 例，无效 22 例，总有效率 74.4%。

【来源】黄兆政，范海英.补肾养血法治疗无排卵性不孕 86 例.四川中医，2002，20（4）：51-52

排卵汤

桃仁 10g 红花 12g 当归 20g 丹参 20g 茺蔚子 15g 泽兰 15g 熟地黄 20g 枸杞子 20g 香附 10g 川牛膝 20g 王不留行 20g 皂角刺 10g 炮穿山甲 10g 党参 10g

【用法】水煎服，每天 2 次，日 1 剂。每日 B 超检测卵泡，经 B 超证实已排卵后停服。

【功效】益气养血，活血化瘀。

【适应证】**排卵障碍（气滞血瘀）**。症见：月经周期大致正常，经量适中，或多或少，色黯红，或有血块，舌淡，苔薄，脉沉缓。

【临证加减】阳虚者，加仙茅、淫羊藿；阴虚者，加女贞子、墨旱莲。

【疗效】治疗 31 例，有效 28 例，无效 3 例，总有效率 90.3%。

【来源】吴晓明，李鸿娟. 自拟排卵汤诱发排卵 31 例临床观察. 河北中医，2006，28（9）：670

补肾调肝方

熟地黄 15g 菟丝子 20g 山茱萸 10g 女贞子 10g 柴胡 6g 枳壳 6g 白芍药 10g 丹参 10g 鸡血藤 15g

【用法】水煎服，每天 2 次，日 1 剂，于月经后期开始服用，每日 1 剂，连服 22 日，3 个月为 1 个疗程。

【功效】补肾填精，舒肝调经。

【适应证】**排卵功能障碍不孕（肾虚肝郁）**。症见：婚久不孕，月经先后无定，月经量或多或少，或经来腹痛；腰膝酸软，形寒怕冷，乳房胀痛，急躁易怒，舌淡或黯红，舌边有瘀斑，苔薄，脉弦细，或两尺脉弱。

【疗效】治疗 36 例，妊娠 16 例，显效 12 例，无效 8 例，总有效率达 77.8%。

【来源】李小坚，沈坚华. 补肾调肝方治疗排卵功能障碍不孕 36 例分析. 国际医药卫生导报，2007，13（12）：108 – 110

促排卵汤

紫石英 15g 醋柴胡 10g 全当归 15g 赤芍药 12g 白芍药 12g

枸杞子 15g　菟丝子 15g　覆盆子 15g　制何首乌 12g　女贞子 15g　锁阳 10g　淫羊藿 12g　肉苁蓉 12g　益母草 15g　红花 12g

【用法】水煎服，每天 2 次，日 1 剂，于月经周期第 5 日开始，连服 5 日，3 个月经周期为 1 个疗程。

【功效】补肾养肝，调经助孕。

【适应证】**排卵障碍性不孕症（肾虚证）**。症见：婚久不孕，月经不调，或停闭，经量或多或少，色黯或淡暗或较鲜红，头晕耳鸣，腰膝酸软，精神疲倦，小便清；或眼眶黯，面部黯斑；或形体消瘦，头晕耳鸣，五心烦热，失眠多梦，舌淡或淡黯，苔薄或少，脉沉，两尺脉弱或沉细尺弱。

【临证加减】阴虚内热者，加地骨皮、玄参；血瘀者，加桃仁、三棱、莪术；失眠多梦者，加首乌、炒酸枣仁、远志、茯苓。

【疗效】治疗 180 例，治愈（有排卵且妊娠）152 例，好转（通过 B 超监测，有排卵而未妊娠）15 例，未愈（B 超检测无卵泡发育）13 例，总有效率 92.78%。

【来源】王红波，徐中华．中药治疗排卵障碍性不孕症 180 例临床观察．四川中医，2006，24（8）：94

🪷 疏肝补肾汤

柴胡　红花　桃仁各 10g　桑寄生　白芍药　枸杞子　菟丝子香附各 15g　补骨脂　当归各 12g　鹿角胶 6g

【用法】水煎服，每天 2 次，日 1 剂，并取穴：关元、中极、命门、三阴交（双）、肝俞、肾俞、气海。每次针刺 3～5 穴，每日治疗 1 次从月经周期第 7 日开始治疗，3 个月为 1 个疗程。

【功效】疏肝补肾，理气调经。

【适应证】**排卵功能障碍不孕症（肾虚肝郁）**。症见：婚久不孕，月经延后，或先后不定，经行不畅，量少，色紫黑，有血块，经来腹痛，经前烦躁，腰膝酸软，舌黯淡有紫点，脉弦。

【临证加减】肾阳虚者，去柴胡、白芍，加肉桂、紫河车；肾阴虚者，加女贞子、墨旱莲；气血亏虚者，去香附，加党参、黄芪；胞宫虚寒，小腹寒冷者，去红花，加肉桂、巴戟天；痰湿者，去桑寄生、补骨脂、鹿角霜，加苍术、枳壳、制胆星；血瘀者，加炮山甲。

【疗效】治疗45例，妊娠40例，受孕率88.9%。

【来源】张宽智，吕梅，胡立忠．针药结合疏肝补肾法治疗排卵功能障碍不孕症临床观察．中国中医药科技，2007，14（3）：167

❀ 促孕汤

当归　鸡血藤　菟丝子　覆盆子　山萸肉各10g　肉苁蓉　淫羊藿　香附　白芍各12g　红花　甘草各6g

【用法】水煎服，每天2次，日1剂，于月经干净第2日起服用。

【功效】滋阴补阳，行气活血。

【适应证】排卵障碍性不孕症（肝郁肾虚血亏）。症见：婚久不孕，月经或先或后，经量多少不一，或经来腹痛，白带黄稠量多，时有腹痛，或经前烦躁易怒，胸胁乳房胀痛，精神抑郁，善太息；或心悸气短，头晕眼花，腰膝酸软，精神疲倦，少腹欠温而畏寒；舌暗红或边有瘀斑，苔薄，脉弦细。

【临证加减】白带黄稠量多，时有腹痛者，加薏苡仁、黄柏、滑石；心悸气短，头晕眼花者加黄芪、党参；少腹欠温而畏寒者，加肉桂、小茴香；经前乳房胀痛，心烦易怒者，加柴胡、川楝子。

【疗效】治疗86例，妊娠70例，有效12例，无效4例，妊娠率81.4%，总有效率95.3%。

【来源】冯桥．"促孕汤"治疗不孕症86例．江苏中医．2001，22（9）：31

❀ 温经汤加味

吴茱萸15g　桂枝15g　当归15g　川芎10g　白芍12g　阿胶15g　紫河车15g　人参15g　法半夏10g　红花15g　牛膝10g　淫羊藿20g　制附子6g　炙甘草6g　生姜3片

【用法】水煎服，每天2次，日1剂，每次月经第4~5天开始，连服6~12剂为1个疗程。

【功效】温阳散寒，益气活血。

【适应证】排卵障碍性不孕（冲任虚寒，气血凝滞）。症见：婚久不孕，月经延后，量少，色淡红，质清稀，小腹绵绵作痛，喜暖喜按；或伴肥胖及多毛，腰酸无力，小便清长，大便稀溏，或头晕眼花，心悸少寐，面色苍白；

舌淡，苔白，脉沉迟或细弱。

【临证加减】少腹痛重者，加五灵脂15g、生蒲黄15g、元胡15g；脾虚者，加茯苓15g、白术15g、山药20g；伴发肥胖及多毛者，加启宫丸加减。

【疗效】治疗87例，受孕57例，有效8例，无效22例，总有效率74.7%。

【来源】赵益霞．温经汤加减治疗排卵障碍性不孕疗效观察．中国乡村医药杂志，2008，15（6）：41－42

育精汤

巴戟天15g　杜仲15g　补骨脂15g　菟丝子15g　女贞子15g　枸杞子15g　覆盆子15g　五味子15g　肉苁蓉15g　淫羊藿15g　龟板胶10g　鹿角胶15g　丝瓜络6g　地龙6g　白术6g　柴胡6g　甘草6g

【用法】水煎服，每天2次，日1剂，月经来潮第5天开始服用，连服至下次月经来潮。

【功效】补肾益精，调肝健脾。

【适应证】排卵障碍性不孕症（肾虚肝郁）。症见：婚久不孕，月经不调（以月经后期多见），甚或闭经，滞多质稠，或腰困背劳，神疲，面色晦暗或白，性欲淡漠，小便清长，胸胁满闷，善太息，少腹痛拒按，或体形肥胖，胸闷泛恶，舌淡或紫暗或边有瘀点，舌边每见齿痕，苔白或白腻，脉沉细或沉迟或弦涩或滑。

【临证加减】经前加重淫羊藿用量；经后加山萸肉、生熟地；经期加当归、川芎；偏肾阴虚者加旱莲草、天冬、麦冬。

【疗效】治疗188例，痊愈157例，好转21例，无效10例，总有效率94.6%。

【来源】李石林．育精汤治疗不孕症188例．山西中医，1995，11（1）：25－26

补肾育嗣汤

紫石英30g　鲜罗勒10g　仙茅15g　石南叶10g　淫羊藿15g　菟丝子20g　女贞子15g　枸杞子20g　柴胡10g　香附10g　杭芍20g　桃仁15g　红花6g

【用法】水煎服，每天2次，日1剂。

【功效】补肾疏肝，活血化瘀。

【适应证】**排卵障碍性不孕症（肾虚肝郁）**。症见：婚久不孕，月经不调，或停闭，经量或多或少，色黯或淡暗或较鲜红，头晕耳鸣，腰膝酸软，精神疲倦，小便清；或眼眶黯，面部黯斑；或形体消瘦，头晕耳鸣，五心烦热，失眠多梦，舌淡或淡暗，苔薄或少，脉沉，两尺脉弱或细或沉细尺弱。BBT单相型，或不典型双相。

【临证加减】若月经正常者，可于经净后5~15天服10剂；若月经有明显异常者，临证时调经为第1步，治育孕为第2步，重在调经。实热下注者，加黄柏、木通、忍冬藤；虚热者，加丹皮、生地、地骨皮、龟板等；气虚者，加党参、黄芪、淮山药；气滞血瘀者，加泽兰、益母草、丹参、川芎等；痰湿者，加厚朴、枳壳、制胆南星、半夏。

【疗效】治疗20例，痊愈5例，好转8例，无效7例，总有效率65%。

【来源】李小平. 补肾育嗣汤治疗排卵障碍性不孕症20例. 福建中医药，1992，23（1）：14-15

🌸 补肾种子丹

紫石英40g　枸杞子20g　菟丝子20g　鹿茸1g（冲）　紫河车3g（冲）　肉苁蓉10g　五味子10g　淫羊藿10g　覆盆子10g　熟地黄25g　砂仁2g

【用法】水煎服，每天2次，日1剂，从月经第5天开始，连服6~12剂，闭经者采用服3剂，停3天，再服3剂，再停药3天。

【功效】补肾种子。

【适应证】**无排卵型不孕症（肾虚证）**。症见：婚久不孕，月经不调，或停闭，经量或多或少，色黯或淡暗或较鲜红，头晕耳鸣，腰膝酸软，精神疲倦，小便清；或眼眶黯，面部黯斑；舌淡或淡暗，苔薄或少，脉沉，两尺脉弱或细或沉细尺弱。

【疗效】治疗59例，痊愈23例，无效36例，痊愈率38.98%。

【来源】庞保珍，赵焕云. 补肾促排卵59例的前瞻性研究. 陕西中医，1997，19（11）：488

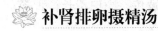 补肾排卵摄精汤

熟地15g 枸杞子 淫羊藿 杜仲 鹿角 金樱子 菟丝子 益智仁 艾叶 制香附各10g 山茱萸8g 五味子 肉桂（后下）各5g 煅龙骨 煅牡蛎各30g 石楠叶20g

【用法】头煎加水约400ml，先泡20分钟，武火煮沸后，改小火再煮沸30分钟，取液约150ml；二煎，加水约300ml，武火煮沸后，改小火再煮沸30分钟，取液约150ml；三煎，加水约300ml，武火煮沸后，改小火再煮沸30分钟，取液约150ml；三煎药汁混合后，分成3份。分早中晚饭后1小时温服，每天3次，日1剂，连服5剂，于月经干净后第5天开始服药。

【功效】补肾摄精排卵。

【适应证】**不孕症（肾虚证）**。症见：婚久不孕，月经不调，或停闭，经量或多或少，色黯，头晕耳鸣，腰膝酸软，精神疲倦，小便清；或眼眶黯，面部黯斑；舌淡苔薄或少，脉沉，两尺脉弱或沉细尺弱。

【疗效】治疗50例，痊愈（怀孕得子）46例，无效4例，总有效率92%。

【来源】黄瑞彬，黄周红. 补肾排卵摄精汤治疗不孕症50例. 山西中医，2007，23（1）：30

调经促排助孕汤

黄芪20g 党参15g 当归 熟地 菟丝子 淫羊藿 枸杞子各12g 紫石英30g（先煎） 川椒、香附各10g 肉桂3g（后下）

【用法】头煎加水约500ml，先泡20分钟，武火煮沸后，先下紫石英，改小火再煮沸30分钟，再下黄芪、党参、当归、熟地、菟丝子、淫羊藿、枸杞子、川椒、香附，再煮沸20分钟，再下肉桂，再煮沸10分钟，取液约200ml；二煎，加水约400ml，武火煮沸后，改小火再煮沸30分钟，取液约200ml；两煎药汁混合后，口服（温服），每天2次，日1剂。

【功效】温肾育精，补养气血。

【适应证】**无排卵性不孕症（肾虚，气血不足）**。症见：婚久不孕，月经不调或停闭，经量或多或少，经色黯，经来腹痛，甚或呈进行性加剧。有时

经行不畅、淋漓难净。头晕耳鸣，腰膝酸软，精神疲倦，小便清长；舌淡，苔薄白，脉沉细，两尺脉弱。

【临证加减】形胖苔白腻者，去枸杞、熟地，加苍术、陈皮、石菖蒲等燥湿化痰药；排卵以后即BBT上升者，去黄芪、党参，加续断、杜仲、鹿角霜。

【疗效】治疗32例，妊娠32例，妊娠100%。

【来源】陈芷玲.调经促排助孕汤治疗无排卵性不孕症32例.实用中医药杂志，2002，(4)：14

二仙种子汤

仙茅15g　淫羊藿15g　紫石英30g　川续断15g　川牛膝15g　菟丝子15g　枸杞子15g　当归10g　川芎10g　赤芍　白芍各10g　川椒1.5g　桂心6g　丹皮10g　香附10g

【用法】水煎服，每天2次，日1剂，连服10剂为1个疗程，每个月治疗1~3个疗程，月经期停服。

【功效】温肾养血，行气活血。

【适应证】**排卵障碍性不孕症（肾虚血瘀）**。症见：婚久不孕，月经延后，量少，色淡黯，白带多，腰腿酸软，舌质淡，苔白薄，脉沉细。检查：BBT多呈单相。

【疗效】治疗48例，孕而生育者26例，孕而未生者8例，孕而自然流产者5例，治疗后无变化者9例，总有效率81.3%。

【来源】张如庸.二仙种子汤治疗排卵障碍性不孕症48例.实用中医药杂志，2009，25（4）：227

仙桂促排卵汤

仙茅15g　淫羊藿15g　桂枝10g　三棱9g　路路通20g　丹参15g　赤芍15g　益母草15g　黄芪15g　茯苓15g　川牛膝10g　百合15g　甘草3g

【用法】水煎服，每天2次，日1剂，根据卵泡发育和排出情况服该汤1~3剂不等，卵泡排出后不再服药。

【功效】温肾促卵，活血化瘀。

【适应证】**促排卵后排卵障碍性不孕症（肾虚血瘀）**。症见：婚久不孕，月经不调，经行不畅，经色黯红，经期腰骶酸痛，小腹冷痛，或头晕耳鸣，腰膝酸软，舌质淡暗，脉弦细。

【疗效】治疗35例，显效（服药后48小时内排卵）27例，有效（服药后48~72小时内排卵）3例，无效（72小时以后排卵或卵泡未破裂）5例，总有效率85.71%。

【来源】王芝敏，季清云．仙桂促排卵汤治疗促排卵后排卵障碍性不孕症35例．中医研究，2010，23（5）：48-49

温肾调经助孕汤

　　淫羊藿15g　紫石英15g　菟丝子15g　当归12g　川芎10g　白芍15g　丹参15g　鸡血藤15g　香附12g　生甘草6g

【用法】水煎服，每天2次，日1剂。

【功效】温肾调经助孕。

【适应证】**排卵障碍性不孕症（肾虚宫寒型）**。症见：婚久不孕，月经后期，量少，色淡，或月经稀发，闭经，带下清稀，腰腿酸软，畏寒肢冷，性欲淡漠，小便清长，舌淡苔白，脉沉细。

【临证加减】卵泡期加滋阴养血之品，如黄精、熟地等；排卵期加调气活血助阳之品，如合欢皮、石楠叶等；黄体期加益精固肾之品，如山药、山茱萸等；经期加行气活血之品，如益母草、枳壳等。

【疗效】治疗54例，痊愈（治疗后恢复正常排卵，月经正常，并于2年内妊娠）24例，显效（治疗后月经正常，其他症状明显减轻，BBT监测单相变为双相，E、P值正常，B超监测有成熟卵泡及排卵征象）11例，有效（症状及体征较治疗前改善）12例，无效（症状及体征较治疗无改善）7例，总有效率87.04%。

【来源】高娅娟，李晓，张晓峰．温肾调经助孕汤治疗排卵障碍性不孕临床研究．吉林中医药，2008，28（6）：428-429

第七节 黄体功能不全性不孕

黄体的主要功能是分泌孕酮。黄体功能不全系指黄体发育和功能不全，孕激素分泌不足、子宫内膜分泌不良伴有月经失调的综合证候群。在黄体功能不全的妇女中，排卵后卵泡形成的黄体功能不良或过早退化使孕酮分泌不足或子宫内膜对孕酮反应性降低而引起分泌期子宫内膜发育迟缓或停滞，或基质和腺体发育不同步，不利于受精卵种植和早期发育而引起不孕、流产及月经失调等现象。据报道，黄体功能不全在不育症中为 3% ~20%，在习惯性流产中为 25% ~60%。黄体功能不全散见于中医学月经先期、月经后期、月经过少、胎漏、滑胎等病证的表现中，相较于西医的激素替代等疗法，中医药在治疗黄体功能不全有其独到的方法及疗效。

🪷 钱氏助孕汤

当归 9g　赤芍 10g　白芍 10g　山药 15g　牡丹皮 10g　茯苓 10g
续断 15g　紫石英 15 ~30g　菟丝子 15g　柴胡 6g

【用法】水煎服，每天 2 次，每日 1 剂，在 BBT 开始上升时开始服用，月经来潮停服，3 个月为 1 个疗程。

【功效】补肾养血，疏肝解郁。

【适应证】**黄体功能不全性不孕、流产（肝气郁结）**。症见：婚久不孕，月经或先或后，经量多少不一，或经来腹痛；或经前烦躁易怒，胸胁乳房胀痛，精神抑郁；舌暗红或舌边有瘀斑，脉弦细。

【疗效】治疗 202 例，痊愈（1 年内能受孕，无早期流产现象）78 例，好转（黄体功能及 BBT 改善，血 P 升高，临床主要症状好转）113 例，无效（BBT，血 P 升高及临床主要症状等均无变化）11 例，总有效率为 94.55%。

【来源】钱菁. 助孕汤治疗黄体功能不全性不孕、流产的临床观察. 湖北中医杂志，2004，26（4）：42 -43

促排卵汤

女贞子15g 墨旱莲15g 熟地黄10g 山萸肉10g 当归10g 枸杞10g 龟甲15g 菟丝子15g 肉苁蓉10g 白芍10g 丹皮10g

【用法】水煎服，每天2次，每日1剂。月经周期第5天开始口服促排卵汤水煎分2次服，连服7天。BBT上升后加淫羊藿10g、巴戟天10g，1剂/天，连服10天，1个月经周期为1个疗程，连用3~6个疗程。

【功效】补肾调经，养阴清热。

【适应证】**黄体功能不全性不孕（肝肾阴虚型）**。症见：婚久不孕，经行时间延长，量少，色鲜红，质稀，无血块；或咽干口燥，失眠多梦，胁隐痛，或头晕目眩，或见潮红颧红，或手足心热；舌红，苔少，脉细数。

【疗效】治疗26例，治愈15例，有效7例，无效4例，总有效率84.62%。

【来源】华彩凤．促排卵汤治疗黄体功能不全性不孕26例临床观察．吉林医学．2010，31（21）：35－39

黄体汤

当归9g 菟丝子15g 赤芍 白芍各12g 女贞子12g 旱莲草15g 枸杞子12g 熟地黄12g 鸡血藤12g 桂枝9g 茯苓12g 杜仲15g 紫河车10g

【用法】BBT上升起每日1剂，每天2次，水煎服，每天2次，共10剂。

【功效】填肾精，温肾阳，固冲任。

【适应证】**黄体功能不全（肾阳虚证）**。症见：月经迟发，或月经后推，或停闭不行，经色淡暗，性欲淡漠，小腹冷，带下量多，清稀如水；头晕耳鸣，腰膝酸软，夜尿多；眼眶黯，面色黯斑，或环唇黯；舌质淡暗，苔白，脉沉细尺弱。

【临证加减】肾阴不足加龟板（先煎）15g、牡丹皮9g、玄参12g、麦冬15g；若肾阳虚衰加鹿角霜15g、仙茅12g、阿胶（烊化）15g、淫羊藿15g

【疗效】治疗43例，治愈30例，有效9例，无效4例，总有效率90.7%。

【来源】刘碧娟．中药治疗黄体功能不全43例．长春中医药大学学报，2008，24

（6）：725－726

🪷 周氏助孕汤

当归10g　赤芍　白芍各10g　淮山药15g　山萸肉10g　鹿角片10g（先煎）　菟丝子15g　醋炒柴胡6g

【用法】水煎服，每天2次，每日1剂。在BBT出现高温相后始服，至月经来潮时停服。3个月为1个疗程，控制在1~4个疗程。

【功效】温阳补肾，舒肝助孕。

【适应证】**黄体功能不全性不孕症（肾虚肝郁）**。症见：婚久不孕，月经先后无定，月经量或多或少，或经来腹痛，腰膝酸软，形寒怕冷，乳房胀痛，急躁易怒，舌淡或黯红，舌边有瘀斑，苔薄，脉弦细，或两尺脉弱。

【疗效】妊娠78例，有效113例，无效11例，总有效率为94.5%。

【来源】周惠芳．"助孕汤"治疗黄体功能不全性不孕202例临床研究．江苏中医，2001，22（1）：8－9

🪷 圣愈五子汤

党参30g　黄芪18g　熟地黄10g　当归10g　白芍15g　川芎10g菟丝子15g　枸杞子15g　覆盆子15g

【用法】水煎服，每天4次，日1剂。

【功效】补肾助孕，温养冲任。

【适应证】**黄体功能不全不孕症（肾虚证）**。症见：婚久不孕，月经不调，或停闭，经量或多或少，色黯，头晕耳鸣，腰膝酸软，精神疲倦，小便清，舌淡，苔薄，脉沉，两尺脉弱。

【临证加减】畏寒肢冷者，加巴戟天10g、补骨脂10g、鹿角霜10g、或淫羊藿10g；子宫发育不良者，加紫石英30g；便溏者，加白术10g、砂仁6g；精亏甚者，加龟板胶15g、鹿角胶15g。

【疗效】妊娠6例，显效10例，有效7例，无效7例，总有效率为76.67%。

【来源】谢萍．圣愈五子汤治疗肾虚型黄体功能不全不孕症30例．河北中医，2012，34（4）：532，541

🌸 补肾助孕汤

仙茅 淫羊藿 山茱萸各 10g 肉苁蓉 25g 菟丝子 制何首乌 续断 枸杞子 当归 熟地黄各 15g 肉桂 3g

【用法】水煎服，每天 2 次，每日 1 剂，于月经来潮第 5 天开始，共 7 剂，3 个月经周期为 1 个疗程。

【功效】补肾疏肝，调经助孕。

【适应证】**黄体功能不全性不孕症（肾虚肝郁）**。症见：婚久不孕，月经先后无定期，量少色淡黯，有血块，经前胸胁、乳房、下腹胀痛不适，胸闷不舒，善叹息，易烦躁，头晕耳鸣，腰膝酸软。舌淡黯苔薄白，脉弦细。

【临证加减】肝郁者，加郁金、香附；血瘀者，加牡丹皮；湿热者，加蒲公英、紫花地丁。BBT 上升 ≥16 天，尿 HCG（＋）者服安胎汤：太子参 25g，黄芩、山茱萸、焦白术、甘草各 10g，菟丝子、白芍各 15g，制香附、肉苁蓉各 12g。

【疗效】治疗 51 例，治愈（BBT 典型双相，妊娠）35 例，有效（BBT 双相，妊娠后流产）10 例，无效（BBT 无改善）6 例，总有效率 88.2%。

【来源】仲爱梅. 中西医结合治疗黄体功能不全性不孕症 51 例临床观察. 社区医学杂志，2008，6（1）：79

🌸 益肾助孕汤

覆盆子 12g 菟丝子 15g 淫羊藿 12g 肉苁蓉 12g 川续断 12g 桑寄生 12g 熟地 12g 当归 香附各 10g 黄芪 15g 党参 12g 淮山药 12g 炒白术 12g 炒白芍 12g

【用法】水煎服，每天 2 次，每日 1 剂，于月经周期第 15 天起服用此方，连服 12 天，3 个月经周期为 1 个疗程。

【功效】益肾疏肝，调理冲任助孕。

【适应证】**黄体功能不全性不孕症（肾虚肝郁）**。症见：婚久不孕，月经先后无定期，量少色淡黯，有血块，经前胸胁、乳房、下腹胀痛不适，胸闷不舒，善叹息，易烦躁，头晕耳鸣，腰膝酸软。舌淡黯苔薄白，脉弦细。检查 BBT 呈双相，但黄体期少于 12 天，或体温上升幅度不足 0.4℃，或缓慢上升，双侧输卵管通畅。

【临证加减】肝气郁结者，加柴胡、八月札各10g 气血虚者，加倍党参、黄芪的剂量，加阿胶10g（另烊）、首乌12g；血瘀者，加桃仁6g、紫丹参15g；宫寒甚者，加补骨脂15g、肉桂3g（后下）；痰湿纳差者，加茯苓15g、半夏6g、焦山楂、神曲各15g。

【疗效】治疗32例，痊愈（BBT恢复正常病妊娠）18例，有效（BBT已正常但未受孕）9例，无效（BBT未恢复正常）5例，总有效率84.5%，妊娠率56.25%。

【来源】胡雅芬.益肾助孕汤治疗黄体功能不全性不孕症32例.长春中医学院学报，2000，16（3）：36

🏵 化瘀通络丸

　　䗪虫　大黄　当归　枳实各10g　三棱　莪术各12g　五灵脂　海藻各15g　王不留行20g

【用法】水煎服，每天2次，每日1剂。

【功效】活血化瘀。

【适应证】**黄体功能不全不孕（血瘀）**。症见：婚久不孕，女子月经多后期或周期正常，经来腹痛，甚或呈进行性加剧，不能坚持正常的工作，经量多少不一，经色紫暗，有血块，块下痛减，有时经行不畅、淋漓难净，或经间出血，或肛门坠胀不适，性交痛；舌质紫暗或舌边有瘀点，苔薄白，脉弦或弦细涩。

【临证加减】脾虚者，加党参、白术、黄芪；血虚者，加当归、黄芪、首乌；阳虚者，去大黄，加桂枝、小茴香、巴戟天、制附子；肾阴虚者，加龟板胶、石斛、生地；阴虚内热者，加地骨皮、生地、沙参；内热盛者，加黄柏、银花、白花蛇舌草；气滞者，加川楝子、元胡、香附；湿热者，加木通、车前子、茵陈。

【疗效】治疗136例，痊愈99例，显效21例，无效16例，总有效率88.2%。

【来源】沈坚华，李淑萍.活血化瘀法治疗黄体功能不全不孕136例.新中医，1996，28（1）：39

🪷 补肾调经汤

补肾调经汤：炙黄芪18g 当归15g 川芎 炙甘草 车前子 鹿角（另包烊化）各10g 党参 熟地 白芍 白术 茯苓 菟丝子 覆盆子 枸杞子 仙茅 淫羊藿各12g 鸡血藤30g

疏肝促黄汤：柴胡 川芎 青皮 陈皮 川楝子 紫河车各10g 香附 白芍 菟丝子 覆盆子 淫羊藿各12g

【用法】水煎服，每天2次，每日1剂，排卵前期用补肾调经汤，排卵后期用疏肝促黄汤，以上二方以月经周期作疗程计算，2个月经周期为1个疗程。

【功效】补肾疏肝。

【适应证】**黄体功能不全（肾虚肝郁）**。症见：婚久不孕，性情郁闷，月经周期正常或推后，经量少，经前乳胀，舌淡红，苔薄白，脉弦细。

【临证加减】月经后期，月经量少者，加益母草、泽兰；乳胀者，加王不留行、路路通；少腹坠胀者，加乌药。

【疗效】治疗32例，痊愈24例，无效8例，治愈率75%。

【来源】陈玲玲. 补肾疏肝法治疗黄体功能不全32例. 湖北中医杂志，2008，30（3）：34

🪷 四物汤加味

当归12g 川芎9g 赤芍 白芍各15g 生地 熟地各15g

【用法】水煎服，每天2次，每日1剂，每个月经周期天为1个疗程。其中10例服药2个疗程未孕，加用西药克罗米芬（50mg 口服，每天1次，连用5天，月经第5天开始服用）或 HCG，于高温相第2、4、6天肌内注射5000IU。

【功效】养血活血调经。

【适应证】**黄体功能不全（血虚）**。症见：婚久不孕，女子月经多后期，经来腹痛，经量多少不一，经色紫暗，有血块，块下痛减，舌质紫暗或舌边有瘀点，苔薄白，脉弦或弦细涩。

【临证加减】肾阳虚者加紫石英10g，仙茅、淫羊藿、菟丝子、覆盆子各15g，每次选加其中的1~2味；肾阴虚者加女贞子、旱莲草、枸杞子、五味子、玄参、麦冬各 15g，每次选加其中的 1~2 味。

【疗效】单纯中药治疗 20 例，妊娠 15 例，中药加克罗米芬治疗 6 例，妊娠 2 例，中药加 HCG 治疗 4 例，妊娠 3 例。无效 10 例，妊娠率 66.7%。

【来源】苑淑肖. 四物汤加味治疗黄体功能不全 30 例. 现代中西医结合杂志，2005，14（20）：2672

温冲汤

山茱萸　当归　枸杞子各 10g　菟丝子　女贞子　熟地黄　鸡血藤　茯苓　杜仲各 15g　赤芍　白芍各 12g　桂枝 9g

【用法】水煎服，每天 2 次，每日 1 剂，BBT 上升起服用，连续治疗 3 个月经周期为 1 个疗程，停药 3 个月后继续第 2 疗程。

【功效】填肾精，温肾阳，固冲任。

【适应证】黄体功能不全所致不孕症（肾阳虚型）。症见：婚久不孕，月经不调，或停闭，经量或多或少，色黯，头晕耳鸣，腰膝酸软，精神疲倦，或腹冷肢寒，小便清，舌淡，苔薄，脉沉，两尺脉弱。

【临证加减】肾阴不足加龟板（先煎）18g、牡丹皮 12g、旱莲草 12g、麦冬 15g；肾阳虚衰者加补骨脂、紫河车各 10g　覆盆子 15g。

【疗效】治疗 38 例，治愈率 68.4%，总有效率 89.5%。

【来源】张珊华. 温冲汤治疗黄体功能不全所致不孕症 38 例临床观察. 内蒙古中医药，2011，30（14）：7-8

逍遥散加味

当归　茯苓　白芍　白术各 12g　柴胡　薄荷（后下）各 10g　枳壳　陈皮　生姜各 6g

【用法】水煎服，每天 2 次，每日 1 剂，从月经周期第 7 天开始服药，服 3 天停 1 天，服完 6 剂后参考 BBT 曲线夫妻同房。

【功效】疏肝健脾，理气调经。

【适应证】原发性不孕症（肝郁）。症见：婚久不孕，性情郁闷，月经周期正常或推后，经量少，经前乳胀，胸胁不舒，精神抑郁，舌淡红，苔薄白，脉弦细。

【临证加减】肝郁气滞而烦躁经前乳胀者加青皮、王不留行、皂角刺各10g，绿萼梅6g；肾阳不足而腰酸足弱、性欲冷淡、经少色淡、小便清长者加川椒、淫羊藿、补骨脂各10g；阴血亏虚而月经先期、五心烦热、经少者加女贞子、旱莲草、地骨皮各10g；身体肥胖、痰湿内阻、带下量多者加制半夏、苍术各10g；血瘀而有经行腹痛、月经后期、色暗有血块者加乳香、没药、元胡各10g。

【疗效】治疗118例，痊愈73例，有效29例，无效16例，总有效率87%。

【来源】王津．逍遥散加减治疗原发性不孕症118例疗效观察．中国中医药科技，2007，14（3）：174

🪷 种子汤

白芍　熟地　党参　菟丝子各15g　当归　白术　杜仲　续断　鹿角霜各12g　黄芪24g　甘草6g

【用法】水煎服，每天2次，每日1剂，按照月经周期不同阶段，于月经周期第6天或经净后于基本方加女贞子、枸杞子、首乌各15g　连服5剂，于月经周期17天于基本方加巴戟天、肉苁蓉各15g，连服6剂，如果月经如期而下，则开始下一个周期治疗，超过7天，月经仍未来潮者，用黄体酮4mg、已烯雌酚1mg肌内注射，月经来后，再开始下一个周期的治疗，2个月为1个疗程。

【功效】补肾养血，调补冲任。

【适应证】**不孕症（肾虚血亏，冲任失调）**。症见：婚久不孕，月经不规则，量少色淡，行经时隐隐痛，腰酸乏力，性欲淡漠，舌淡，苔薄白，脉弦细。

【临证加减】月经提前，量多者，去党参，加生地黄；月经量少者，去鹿角霜，加桂枝；月经衍后者加乌药、山茱萸；下腹部冷痛者加小茴香、炮姜、花椒；下焦湿热黄带多者，加金银花、萆薢、龙胆草；肝郁气滞者去党参加柴胡、香附。

【疗效】治疗60例，妊娠40例，无效40例，妊娠率66.6%。

【来源】张金玉，姚烁红．自拟种子汤治疗不孕症．中医药研究，2002，18（3）：26

🪷 育肾通络方1

茯苓　淫羊藿　制黄精各12g　生地　怀牛膝　路路通　麦冬
石楠叶各10g　公丁香2.5g　降香片3g

【用法】水煎服，每天2次，每日1剂，BBT单相或双相不典型者在月经
净后开始服用。

【功效】通络活血，补肾填精。

【适应证】**不孕（肾气不足，络道欠畅）**。症见：婚久不孕，月经延期，
量少色淡红或紫暗，小腹绵绵痛，经期尤甚，或烦躁乳房作胀以经期或经前
为重，形体瘦弱，畏寒肢冷，神疲乏力，腰膝酸软，小便清长，或舌淡红、
苔薄白，脉沉细。

【临证加减】络道阻塞者加当归、川芎、皂角刺、山甲片；寒滞者加桂
枝；痰湿阻滞者加制胆南星、白芥子、月季花。

【来源】黄素英．中国百年百名中医临床家丛书·蔡小荪．北京：中国中医药出版
社，2002：122 - 123

🪷 育肾通络方2

茯苓　紫石英　麦冬　淫羊藿各12g　生地　熟地　仙茅　鹿角
霜　女贞子　巴戟肉　山萸肉各10g

【用法】水煎服，每天2次，每日1剂，BBT单相或双相不典型者在月经
净后开始服用。

【功效】补肾温阳，育阴通络。

【适应证】**不孕或月经不调（肾气不足）**。症见：婚久不孕，月经延期，
量少色红，甚则闭经，腰痛如折，腹冷肢寒，舌淡，舌苔薄或边有齿印，
脉细。

【临证加减】兼气虚者加党参、黄芪；血虚者加黄芪、当归；阴虚者加炙
龟甲；腰酸者加杜仲、川续断，狗脊择用；目眩者加枸杞子；大便不爽者加
肉苁蓉、麻仁；大便不实者加菟丝子；白带较多者加蛇床子、海螵蛸；肝肾
虚损、下元衰惫者加紫河车。

【来源】黄素英．中国百年百名中医临床家丛书·蔡小荪．北京：中国中医药出版
社，2002：122 - 123

🪷 益五合方

当归 15g 白芍 15g 川芎 9g 熟地黄 15g 丹参 15g 茺蔚子 15g
益母草 15g 香附 12g 白术 15g 菟丝子 30g 枸杞子 15g 五味子 9g
覆盆子 9g 车前子 9g

【用法】水煎服，每天 3 次，每日 1 剂，经净后服 15 ~ 20 剂，连服 3 个月经周期为 1 个疗程。闭经者服至经潮后，再按疗程治疗。1 个疗程结束后停药 2 ~ 3 个月，未受孕者，再治 1 个疗程。

【功效】养血填精，调经种子。

【适应证】**不孕症（肝血肾精不足，胞宫冲任失养）**。症见：婚久不孕，月经失调，量少，色淡，面色不泽，头晕倦怠，腰酸腿软，怕冷，舌淡苔薄，脉软无力，脉弦细或软。检查提示不排卵或黄体功能不全，或子宫偏小。

【临证加减】若肾阳不足，腰痛肢冷、性欲淡漠、小便清长、大便不实者加仙茅 9g、淫羊藿 15g、补骨脂 9g、巴戟天 15g；阴虚者加女贞子 15g、旱莲草 30g、太子参 30g；气虚者加党参 15g、黄芪 24g；经前乳胀者加柴胡 9g；对闭经、月经后期、量少、子宫发育欠佳者均加红参 3g（单煎）、紫河车粉 6g（吞服）。

【疗效】治疗 126 例，受孕 108 例，未受孕 18 例，治愈率 85.7%。

【来源】胡文金．益五合方治疗不孕症 126 例．中华现代中西医杂志，2004，2（9）：827

第八节 输卵管阻塞不孕

输卵管由于其特殊的生理位置、复杂微妙的结构和功能，如拾卵、提供受精场所，为受精卵提供营养及时地将受精卵运送到子宫，而在生殖中起着关键作用。因而，对输卵管结构和功能的任何破坏，均可导致不孕。输卵管阻塞不孕症的主因是多种病原体感染，反复宫腔操作（人工流产、通液）而致盆腔感染；子宫内膜异位症，盆腔手术等造成输卵管内膜上皮细胞破坏，产生水肿、充血、炎性浸润、增生、粘连、阻塞，导致精卵相遇受阻而发生不孕。其占女性不孕症的 30%~50%，是女性不孕症的重要因素。在治疗方面，目前西医主要采用显微外科手术和非手术治疗，其疗效有限，所以寻求中医药治疗输卵管阻塞性不孕症成为必然。

中医学认为本病属"胞脉阻塞""无子"范畴，治疗多采用疏肝解郁、活血化瘀、解毒化湿、调理冲任等法。

有资料表明，活血化瘀中药能改善盆腔局部微循环，增加血流量，改善组织缺氧状态，减少纤维合成，促进炎症的吸收和粘连的纤维组织松解，对治疗输卵管瘢痕、挛缩，改善输卵管僵硬，分解输卵管粘连，促进输卵管功能具有良好作用，从而使输卵管通畅和功能恢复。在治疗过程中，若出现下腹疼痛，说明药力达到粘连部位，当守方守法继续治疗，疏通堵塞的输卵管，小腹疼痛就会消失。同时配合中药外敷治疗，也可促进粘连组织分离，提高疗效。

活血化瘀方

毛冬青 20g　忍冬藤 15g　香附 10g　赤芍 10g　川芎 10g　丹皮 10g　枳壳 10g　车前子 15g（包煎）　当归 10g　丹参 20g　甘草 5g　牛膝 15g

【用法】水煎服，每天 2 次，每日 1 剂。每个月经周期服药 15~20 剂，3 个月为 1 个疗程，并加用保留灌肠，每剂加水浓煎至 100ml，于月经后 3 天开始保留灌肠，1 次/天，微波调功率 55kW，在输卵管体表投射位置距皮肤 2cm 处照射，每次 30 分钟，7~10 天为 1 个疗程，连用 3 个疗程。

保留灌肠：三棱 30g、丹参 30g、蟅虫 6g、归尾 30g、红花 10g、路路通 20g，偏寒者加川乌 10g、桂枝 10g，偏热者加毛冬青 30g、红藤 30g。

【功效】活血化瘀，通管助孕。

【适应证】输卵管阻塞性不孕症（瘀滞胞宫）。症见：婚久不孕，月经多推后或周期正常，经来腹痛，甚或呈进行性加剧，经量多少不一，经色紫暗，有血块，块下痛减，有时经行不畅、淋沥不尽，或经间出血。或肛门坠胀不适，性交痛；舌质紫暗或舌边有瘀点，苔薄白，脉弦或弦细涩。

【临证加减】气虚者加北黄芪 20g、党参 15g；肝郁气滞加柴胡 6g、郁金 10g；阳虚者加制附子 10g（先煎）、淫羊藿 15g；瘀滞较重者加三棱 10g；湿热下注者加泽兰 10g、败酱草 15g、蒲公英 30g。

【疗效】治疗 38 例，痊愈 29 例，有效 7 例，无效 2 例，总有效率为 93.75%。

【来源】方虹. 中西医活血化瘀治疗输卵管阻塞性不孕症临床观察. 中国实用医药，2008，3（32）：28－29

归甲疏通胶囊

当归 15g　桂枝 15g　桃仁 10g　红藤 30g　穿山甲 10g　皂角刺 6g　蒲公英 30g　生麦芽 30g　枳壳 10g　鸡血藤 15g

【用法】每粒含原药材 9.8g　每次 6 粒，每日 3 次，饭后 30 分钟口服。

【功效】疏肝理气，调理冲任，活血助孕。

【适应证】输卵管阻塞性不孕症（气滞血瘀）。症见：婚久不孕，月经周期正常，经色紫暗或有血块，小腹疼痛，经期尤甚，或烦躁乳房作胀以经期或经前为重，或肥胖，平素白带较多，舌质淡或暗，苔薄，脉弦或涩。

【疗效】治疗 283 例，治愈（治疗后受孕）134 例，好转（虽未受孕，但与本病有关的症状、体征有改善；输卵管通畅试验及 B 超检查提示输卵管通畅，盆腔炎症消失；实验室检查均正常）125 例，未愈（症状、体征及实验室检查均无改善或加重）24 例，总有效率 91.52%。

【来源】潘文，张锁庆，王宁香，等. 归甲疏通胶囊治疗输卵管阻塞性不孕症 283 例. 中国中医药信息杂志，2009，16（3）：64－65

通管助孕方

川芎 10g　当归 10g　赤芍 10g　牡丹皮 10g　红藤 30g　败酱草 30g　皂角刺 10g　路路通 10g

【用法】水煎服，每天 2 次，每日 1 剂。月经干净后始服至下次月经来潮，经期停服。以 1 个月经周期为 1 个疗程，连服 1~4 个疗程。

【功效】化瘀消癥，清热利湿，通管助孕。

【适应证】输卵管阻塞性不孕症。

【临证加减】湿热痰阻型，加用薏苡仁 30g、酒制大黄 10g、茯苓 15g、车前子 10g；气滞血瘀型，加用元胡 10g、郁金 10g、香附 6g、红花 6g；寒湿凝滞型，去红藤、败酱草，加用桂枝 10g、吴茱萸 5g、干姜 3g、小茴香 10g；气虚血瘀型，加用党参 15g、黄芪 15g、白术 12g；肾虚血瘀型，加用续断 12g、杜仲 12g、菟丝子 15g、淫羊藿 10g、巴戟天 10g、肉苁蓉 15g；阴虚血瘀型，加用熟地黄 15g、龟板 12g、鳖甲 12g、知母 10g、地骨皮 10g。

【疗效】痊愈 45 例，显效 10 例，好转 15 例，无效 3 例，总有效率为 95.9%。

【来源】高宁. 自拟通管助孕方治疗输卵管阻塞性不孕症 73 例. 广西中医学院学报，2008, 11 (4)：21 - 22

化瘀通管汤

黄芪 30g　党参 20g　丹参 15g　当归 12g　川芎 10g　赤芍 12g　王不留行 12g　皂角刺 12g　丝瓜络 12g　败酱草 30g　穿山甲 9g　蒲公英 30g　紫花地丁 30g　马齿苋 30g　甘草 6g

【用法】水煎服，每天 2 次，每日 1 剂。自月经干净第 1 天起服用，服至月经来潮停药，2 个月经周期为 1 个疗程，连服 1~4 个疗程。

【功效】活血化瘀，通管助孕。

【适应证】**输卵管阻塞性不孕症（瘀滞胞宫）**。症见：婚久不孕，月经多推后或周期正常，经来腹痛，甚或平素经常性小腹疼痛，经量多少不一，经色紫暗或黯红，白带量多，色黄有异味；舌质紫暗或舌边有瘀点，苔薄白，脉弦或弦细涩。

【疗效】治疗 110 例，痊愈 56 例，有效 35 例，无效 19 例，总有效率为 82.7%。

【来源】孙凤兰，李利娟. 化瘀通管汤治疗输卵管阻塞性不孕症 110 例临床观察. 四川中医，2007, 25 (6)：87

抗炎通管汤

熟地 12g　当归 9g　川芎 9g　赤芍　白芍各 9g　薏苡仁　桃仁各 12g　红花 9g　海螵蛸 15g　生茜草 12g　制香附 12g　路路通 12g

【用法】水煎服，每天 2 次，每日 1 剂。3 个月经周期为 1 个疗程，服完 1 个疗程做输卵管通畅检查，如不通畅，再服药 1 个疗程。

【功效】活血化瘀，理气行滞，疏通经络，清热解毒，软坚散结。

【适应证】输卵管阻塞性不孕症（气滞血瘀）。症见：婚久不孕，情志抑郁，善叹息，头目胀痛，经前乳胀，月经先后不定期，经来下腹胀痛，经色紫暗，有血块，块下痛减，有时经行不畅、淋沥不尽，或有盆腔包块。舌质紫暗或舌边有瘀斑，苔薄白或黄，脉弦细。

【疗效】治疗 50 例，显效 36 例，有效 9 例，无效 5 例，总有效率为 90%。

【来源】宋志纯，熊萍. 中药抗炎通管汤治疗输卵管阻塞性不孕症 100 例临床研究. 中国中医药咨讯，2011，3（19）：155

通管汤

桃仁 12g　红花 12g　川芎 9g　赤芍 10g　白芍 10g　山甲 20g　皂角刺 15g　丹参 30g　莪术 10g

【用法】水煎服，每天 2 次，每日 1 剂。

【功效】活血化瘀，理气通管。

【适应证】输卵管阻塞性不孕症（瘀滞胞宫）。症见：婚久不孕，月经不调，经前乳房胀痛，经色黯红有瘀块；少腹疼痛，痛有定处，或有包块；平素两侧少腹疼痛，腰骶酸胀，或带下量多；舌质紫暗或舌边有瘀点，苔薄白，脉弦或弦细涩。

【临证加减】肝郁气滞型，加郁金 10g、柴胡 9g；痰湿型，加半夏 10g、苍术 10g、陈皮 10g；寒湿型，加肉桂 10g、小茴香 10g；血瘀型，加乳香 10g、没药 10g、酒大黄 10g；湿热型，加红藤 15g、败酱草 15g；输卵管积水，加泽兰 10g、薏苡仁 10g。

【疗效】治疗 67 例，痊愈 45 例，好转 18 例，无效 4 例，总有效率为 94%。

【来源】赵萍. 自拟通管汤治疗输卵管阻塞性不孕症 67 例疗效观察. 中国现代药物应用，2009，3（17）：94

归芍丹甲汤

当归　丹参　泽兰　益母草　败酱草　蒲公英各 15g　穿山甲橘核各 10g　鸡血藤　路路通　王不留行　桃仁各 12g

【用法】水煎服，每天 2 次，每日 1 剂，30 天为 1 个疗程，共治 3 个疗程。

【功效】化瘀通络，清热解毒。

【适应证】**输卵管阻塞性不孕症（湿热瘀阻）**。症见：婚久不孕，下腹部肿块，热痛起伏，触之痛剧，痛连腰骶，经行量多，经期延长，带下量多，色黄如脓，或赤白兼杂；兼见身热口渴，心烦不宁，大便秘结，小便黄赤；舌黯红，有瘀斑，苔黄，脉弦滑数。

【临证加减】输卵管积水者，加桂枝、土茯苓；肝郁者，加郁金，香附；气血不足者，加党参，黄芪。

【疗效】痊愈 28 例，显效 8 例，有效 3 例，无效 6 例，总有效率为 80%。

【来源】王飞霞，宋红旗. 归芍丹甲汤治疗输卵管阻塞性不孕症 45 例. 陕西中医，2009，30（7）：772－773

🪷 达通汤

穿山甲 10g　路路通 10g　木通 10g　郁金 10g　蒲公英 30g　川牛膝 10g　炒桃仁　生茜草各 10g　昆布 20g　红花 10g

【用法】水煎服，每天 2 次，每日 1 剂。

【功效】行气利水，化瘀通络。

【适应证】**输卵管不通（水瘀互结）**。症见：月经先后不定期，经行不畅，经血紫暗夹血块，经行少腹胀痛拒按，舌紫暗，苔白，脉沉细涩，输卵管检查提示输卵管阻塞。

【临证加减】输卵管积液者，可加川草薢 30g、泽泻、猪苓、桂枝各 10g；输卵管炎性增粗或积脓者，加银花、败酱草各 30g、黄柏、萹蓄各 10g；腹胀痛甚者，加元胡、川楝子、乌药各 10g；腰痛者，加杜仲、续断各 10g、桑寄生 30g。

【疗效】治疗 36 例，痊愈 27 例，好转 5 例，无效 4 例，总有效率 88.9%。

【来源】殷林茂. 自拟"达通汤"治疗输卵管不通 36 例疗效观察. 河北中医，1992，14（1）：25

通管种子汤

丹参 30g　柴胡 10g　红藤 15g　桃仁　穿山甲　昆布　王不留行　路路通　香附　当归　川芎各 10g

【用法】头煎加水约 300ml，先泡 20 分钟，武火煮沸后，改小火再煮沸 30 分钟，浓煎 100ml，约 37℃～40℃睡前保留灌肠 1 小时以上，第二煎加水约 400ml，先泡 20 分钟，武火煮沸后，改小火再煮沸 30 分钟，取液约 150ml；三煎，加水约 300ml，武火煮沸后，改小火再煮沸 30 分钟，取液约 150ml；两煎药汁混合后，口服（温服），每天 2 次，月经干净后每日 1 剂，药渣趁热布包敷下腹部。连用 18 天为 1 个疗程，治疗 3～6 个疗程。

【功效】活血化瘀通络。

【适应证】**输卵管阻塞性不孕症（气滞血瘀）**。症见：婚久不孕，情志抑郁，善叹息；头目胀痛，胁肋胀满，月经先后不定期，经行不畅，经血紫暗夹血块，经行少腹胀痛拒按，两乳胀满，舌有瘀斑或舌质紫暗，脉弦细或弦涩。输卵管检查提示输卵管一侧或双侧不通。

【临证加减】肾阳虚者，加巴戟天 10g、紫石英 10g；肾阴虚者，加龟板 15g、淮山药 10g；痰湿内盛、肥胖或带下量多色白者，加苍术 15g、半夏 10g、胆南星 10g、陈皮 6g；带下量多色黄者，加土茯苓 30g、薏苡仁 10g、车前子 15g、败酱草 10；经前乳房胀痛明显者，加川楝子、香附各 10g；腹痛者，加元胡 10g、益母草 15g；瘀阻甚者，加莪术、三棱、䗪虫各 10g；气虚者，加黄芪 15g、党参 10g。

【疗效】治疗 63 例，痊愈 45 例，有效 10 例，无效 8 例，总有效率 87.3%。

【来源】吴飞华. 通管种子汤治疗输卵管阻塞性不孕症 63 例. 现代诊断与治疗，2007，18（3）：158－159

通任种子汤加味

香附 10g　丹参 30g　赤芍　白芍　络石藤　桃仁　红花各 9g　当归　连翘各 12g　川芎　小茴香　炙甘草各 6g　蜈蚣 1 条　淫羊藿　紫石英各 20g

【用法】水煎服，每天 2 次，每日 1 剂。

【功效】活血祛瘀，通经活络，消炎止痛。

【适应证】**输卵管阻塞性不孕（气滞血瘀）**。症见：婚久不孕，月经后期量少，色紫黑，有血块，平时小腹作痛，痛时拒按，月经后白带量多，质黏稠。舌质紫暗、舌尖有瘀点，苔白腻，脉细弦。

【临证加减】少腹痛重者，加元胡20g、生蒲黄10g；月经有血块者，加三棱、莪术各10g；腹胀者，加木香、陈皮各10g。

【疗效】治疗71例，治愈（输卵管碘油造影显示输卵管通畅或妊娠）52例，无效（输卵管碘油造影显示输卵管通畅或未妊娠）19例，治愈率73.2%。

【来源】王振卿.通任种子汤加味治疗输卵管阻塞性不孕症71例.新中医，2000，32（10）：46

桃红四物汤加减

桃仁　红花　赤芍各20g　当归　川芎　穿山甲　香附各15g　水蛭10g　金银花50g　蒲公英50g

【用法】水煎服，每天2次，每日1剂，经期停用，每服20剂为1个疗程。

【功效】活血化瘀，软坚散结，清热解毒，消肿止痛。

【适应证】**输卵管阻塞（气滞血瘀兼湿热下注）**。症见：婚久不孕，情志抑郁，善叹息；头目胀痛，胁肋胀满，月经先后不定期，经行不畅，经血紫暗夹血块，经行少腹胀痛拒按，两乳胀满，或带下量多，色黄白，质稠；或胸闷纳呆，小便黄短，大便干结；舌有瘀斑或舌质紫暗，脉弦细或濡数。

【临证加减】肝郁气滞者，加柴胡、郁金、乌药；肝肾虚或不排卵者，加淫羊藿、仙茅、巴戟天、肉苁蓉、鹿角胶、白芍；下焦湿热或伴盆腔炎者，加连翘、萹蓄、黄柏、龙胆草；有包块者，加三棱、莪术、乌药、乳香、没药。

【疗效】治疗85例，痊愈48例，好转25例，无效12例，总有效率85.9%。

【来源】刘伯平.桃红四物汤加减治疗输卵管阻塞85例.辽宁中医杂志，1994，21（3）：126

通管饮

丹参 桂枝 丹皮 桃仁 红花 赤芍 地龙 川牛膝 穿山甲 皂角刺各10g 石见穿15g

【用法】水煎服，每天2次，每日1剂，经后、经间期服。阻塞严重者经后、经间、经前期用药，辅以激光，并予避孕，3个月后改经后期服，停止避孕。连服3个月为1个疗程。

【功效】活血化瘀，通管助孕。

【适应证】**输卵管阻塞性不孕症（瘀阻脉络）**。症见：婚久不孕，月经多推后或周期正常，经来腹痛，其或呈进行性加剧，经量多少不一，经色紫暗，有血块，块下痛减，舌质紫暗或舌边有瘀点，苔薄白，脉弦或弦细涩。

【临证加减】瘀阻湿滞型中湿热（毒）甚去桂枝加红藤、败酱草；寒湿（痰）甚加白芷、白芥子；输卵管积水严重者加路路通、泽泻；瘀阻气滞型加柴胡、川楝子；瘀阻肾虚型加菟丝子、淫羊藿、紫河车。

【疗效】治疗43例，痊愈28例，显效10例，无效5例，总有效率88.4%。

【来源】高慧明，宗荷珠．通管饮治疗输卵管阻塞性不孕症43例．陕西中医，1994，15（5）：201

宫泰宝

丹参 当归 淮山药 王不留行 路路通 益母草各20g 赤芍15g 桂枝6g 炮山甲 川牛膝 三棱各10g 莪术8g

【用法】水煎服，每天2次，每日1剂，其药渣趁热用布包裹放置于下腹部两侧处外敷至30分钟。治疗1个月经周期为1个疗程。

【功效】活血化瘀，通络破坚。

【适应证】**输卵管阻塞性不孕症（气滞血瘀）**。症见：婚久不孕，月经后期量少，色紫黑，有血块，平时小腹作痛，痛时拒按，月经后白带量多，质黏稠。舌质紫暗、舌尖有瘀点，苔白腻，脉细弦。

【临证加减】气滞者，加香附12g；寒湿凝聚者，加细辛4g、良姜8g，重用桂枝10g；痰湿阻遏者，加半夏12g、葶苈子8g、陈皮10g、苍术10g；肝郁肾虚者，加柴胡9g、郁金10g、桑寄生20g、川续断12g、巴戟天10g、肉苁蓉

10g。

【疗效】治疗 60 例，治愈妊娠者 40 例，显效 14 例，有效 6 例，治愈率 66.7%。

【来源】罗建华. 宫泰宝治疗输卵管阻塞性不孕症 60 例. 湖南中医杂志，1998，14 (3)：62

舒通汤合消癖散

内服舒通汤：丹参　香附　白芍各 15g　柴胡　川芎　乳香　没药　川楝子　路路通　桃仁　穿山甲各 10g　桔叶 12g

外敷消癖散：透骨草 200g　水蛭　蛇虫　大黄　桂枝　附子各 10g　昆布 20g　红藤　赤芍　丹皮各 15g　槟榔 12g

【用法】内服方水煎服，每天 2 次，每日 1 剂。外敷方：将药置于布袋内，蒸透后热敷小腹，每日 1 次，每次 20～30 分钟，1 剂可连敷用 5 天更换。

【功效】疏肝行气，活瘀通络。

【适应证】**输卵管阻塞性不孕症（肝气郁结，瘀阻胞脉）**。症见：婚久不孕，小腹胀满，月经先后不定，经血量多有块，经行难净，经色黯；精神抑郁，胸闷不舒，面色晦暗，肌肤甲错；舌质紫暗，或有瘀斑，脉沉弦涩。

【疗效】治疗 76 例，治愈妊娠者 43 例，有效 27 例，无效 6 例，总有效率 92.19%。

【来源】王红波，魏明久，易淑文，等. 自拟"舒通汤"治疗输卵管阻塞性不孕症 76 例. 四川中医，1993，11 (7)：41

化瘀通脉汤

当归　赤芍　川芎　生蒲黄　元胡　炮山甲　红花各 10g

【用法】水煎服，每天 2 次，月经干净后 1 日 1 剂，连服 5 剂，3 个月为 1 个疗程。

【功效】活血化瘀，温经通脉。

【适应证】**输卵管阻塞不孕症（瘀阻脉络）**。症见：婚久不孕，月经多推后或周期正常，经来腹痛，甚或呈进行性加剧，经量多少不一，经色紫暗，有血块，块下痛减，或黄带量多，质稠，色黄如脓，有臭味，伴腰腹坠痛；或少腹胀痛，胸胁满闷，乳房胀痛，心烦易怒，经期尤甚；舌质紫暗或舌边有瘀点，苔薄白，脉弦或弦细涩。

【临证加减】数年不孕，少腹胀痛，胸胁满闷，乳房胀痛，心烦易怒，经期尤甚者，加川楝子10g、乌药10g、香附20g、王不留行15g、柴胡6g；少腹冷痛，得热则舒者，加细辛3g，桂枝、茴香各10g，干姜8g；黄带量多，质稠，色黄如脓，有臭味，伴腰腹坠痛者，加茯苓、蒲公英各20g，黄柏10g，红藤12g、薏苡仁15g；形体肥胖，胃脘满闷，白带量多，质黏，少腹两侧疼痛者，加苍术、半夏各10g，茯苓15g，陈皮12g，山楂20g；腰酸腿软，畏寒肢冷者，加淫羊藿15g、紫石英25g，覆盆子、巴戟天各10g；手足心热，头晕耳鸣，腰痛者，加龟板20g、枸杞子12g、知母6g、黄柏6g；体倦乏力，大便溏薄者，加党参、白术各15g，黄芪12g；有炎性包块者，加三棱8g、莪术10g；输卵管积水者，加木通6g，防己8g、茯苓15g。

【疗效】治疗60例，治愈30例，有效17例，无效13例，总有效率78.3%。

【来源】王存兰，郑抗美.化瘀通脉汤治疗输卵管阻塞不孕症60例.四川中医，1994，12（4）：36－37

🪷 补肾通管方

当归　赤芍各10g　淮山药　桑寄生　川续断　川牛膝15g　丝瓜络　穿山甲　柴胡　青皮　陈皮各6g

【用法】水煎服，每天2次，每日1剂。

【功效】疏肝理气，补肾通络。

【适应证】**输卵管阻塞不孕（肾虚肝郁）**。症见：婚久不孕，月经先后不定，经血量多有块，经行难净，经色黯；或小腹隐痛，腰腿酸痛，夜尿频多，小便清长；或精神抑郁，胸闷不舒，面色晦暗，肌肤甲错；舌质紫或淡，或有瘀斑，脉沉弦涩。

【临证加减】兼血瘀者，加赤石脂、丹参、苏木、三棱、莪术；兼痰湿者，加陈胆星、制苍术、制香附、制半夏；兼湿热者，选加红藤、败酱草、碧玉散、黄柏、薏苡仁；兼脾虚者，加炒谷麦芽、白术、党参。

【疗效】治疗65例，治愈20例，有效30例，无效15例，总有效率 76.9%。

【来源】吕春英. 补肾通管方治疗输卵管阻塞不孕 65 例. 吉林中医药, 1993, 15 (1): 23

化瘀通塞汤

　　当归　白芍　薏苡仁　熟地各 12g　红藤　菟丝子各 20g　丹皮　山甲片各 15g　红花　䗪虫　皂角刺　路路通各 10g　桃仁 6g

【用法】水煎服, 每天 2 次, 每日 1 剂, 于月经来潮后第 5 天开始服用, 如月经不净可推迟到经净用, 连服 15 剂, 3 个月为 1 个疗程。

【功效】养血补肾, 软坚化瘀通络。

【适应证】输卵管阻塞性不孕症（瘀血阻滞）。症见：婚久不孕, 情志抑郁, 善叹息; 头目胀痛, 胁肋胀满, 月经先后不定期, 经行不畅, 经血紫暗夹血块, 经行少腹胀痛拒按, 两乳胀满, 舌有瘀斑或舌质紫暗, 脉弦细。

【临证加减】肾阳虚者, 见腰膝酸软而痛, 小腹冷, 头目眩晕, 舌淡苔白, 脉沉迟而涩, 去丹皮、红藤; 便溏再去桃仁, 加炮附子、肉桂; 兼肾阴虚者, 见腰膝酸软, 眩晕耳鸣, 失眠多梦, 舌红乏津, 脉细数, 去肉苁蓉, 加女贞子、枸杞子; 兼肝郁气滞者, 见少腹胀痛, 胸胁满闷, 临经乳胀, 急躁易怒, 脉弦, 加柴胡、月季花、玫瑰花; 伴痰湿内阻者, 见体质肥胖, 头晕, 倦怠, 舌苔腻, 脉滑或濡者, 加苍术、半夏、陈皮; 兼热阻胞宫较重, 见心烦易怒, 头晕耳鸣, 口干口苦, 少腹刺痛或胀痛拒按, 小便短赤, 大便秘结, 舌红绛有瘀点或瘀斑, 脉滑数或弦数, 加连翘、蚤休、黄连; 兼湿热较明显者, 加茵陈、黄柏。

【疗效】治疗 63 例, 妊娠 45 例, 无效 18 例, 治愈率 71.4%。

【来源】卞兴亚. "化瘀通塞汤" 治疗输卵管阻塞性不孕症 63 例. 上海中医药杂志, 1989, (12): 18

孕宝丹

　　当归 15g　川芎　赤芍　红花　莪术　穿山甲各 10g　熟地　桑寄生　菟丝子各 15g　女贞子 10g　益母草 20g　乌药 10g　香附 10g　茯苓 15g

【用法】上药研细为末，炼蜜为丸，每丸重 10g，每天 3 次，每次 1 丸，经期停用。

【功效】滋肾益精气，活血祛瘀兼健脾。

【适应证】**输卵管阻塞不孕症（邪客胞脉，气血瘀滞）**。症见：婚久不孕，小腹胀满，月经先后不定，经血量多有块，经行难净，经色黯；精神抑郁，胸闷不舒，面色晦暗，肌肤甲错；舌质紫暗，或有瘀斑，脉沉弦涩。

【临证加减】根据病情加胎盘组织液，金莲花片。

【疗效】治疗 126 例，治愈 76 例，有效 30 例，无效 20 例，总有效率 84.3%。

【来源】门玲瑞，谷增庄，王建平，等. 孕宝丹治疗输卵管阻塞不孕症 126 例. 河北中医，1991，13（3）：21

🪷 温阳疏通汤

柴胡　香附　王不留行　红花各 15g　桃仁　三棱　牛膝各 20g　莪术 30g

【用法】水煎服，每天 2 次，每日 1 剂。

【功效】舒肝理气，活血化瘀。

【适应证】**输卵管阻塞性不孕症（气滞血瘀）**。症见：婚久不孕，情志抑郁，善叹息；头目胀痛，胁肋胀满，月经先后不定期，经行不畅，经血紫暗夹血块，经行少腹胀痛拒按，两乳胀满，舌有瘀斑或舌质紫暗，脉弦细或弦涩。

【临证加减】单纯肝郁气滞加青皮；兼寒凝加附子、肉桂；兼肾阳虚加肉苁蓉；输卵管积水加猪苓、车前子；附件炎加蒲公英、紫花地丁。

【疗效】治疗 82 例，治愈 61 例，有效 4 例，无效 17 例，总有效率 79.3%。

【来源】杨汝欣，韩惠兰，赵素云. 温阳疏通汤治疗输卵管阻塞性不孕症 82 例. 中西医结合杂志，1991，11（3）：168

🪷 通管散

黄芪 30g　炒冬葵子 10g　巴戟天 15g　石菖蒲 15g　路路通 10g

伸筋草 10g　山慈菇 30g

【用法】水煎服，每天 2 次，日 1 剂，经期停服，1 个月为 1 个疗程。

【功效】化瘀通络。

【适应证】**输卵管阻塞（气滞血瘀）**。症见：女子月经多后期或周期正常，经量多少不一，经色紫暗，有血块，块下痛减；舌质紫暗或舌边有瘀点，苔薄白，脉弦或弦细涩。

【临证加减】湿热明显加败酱草 10g、连翘 15g；下焦虚寒加桂枝 10g、补骨脂 12g；兼瘀血加三棱 10g、水蛭 6g；兼肾虚者加枸杞子 30g、桑寄生 15g、仙茅 10g。

【疗效】治疗 63 例，痊愈 41 例，有效 13 例，无效 9 例，总有效率 85.7%。

【来源】杨再山，杨文涛．通管散治疗输卵管阻塞 63 例．河北中医，1998，(2)：102

助孕通管汤

熟地 15g　当归 12g　赤　白芍各 9g　川芎 9g　炮山甲 12～15g　皂角刺 15g　三棱　莪术各 9g　制乳香　制没药　昆布　海藻　夏枯草各 9g　益母草 15g　丹参 30g　桃仁 9g　路路通 15g　淫羊藿 15g　紫石英 30g

【用法】水煎服，每天 2 次，日 1 剂，连服 2 个月为 1 个疗程。

【功效】软坚散结，活血通络。

【适应证】**输卵管阻塞（瘀阻胞脉）**。症见：婚久不孕，月经先后不定，经行难净，经色黯；精神抑郁，胸闷不舒，面色晦暗；舌质紫暗，或有瘀斑，脉沉弦涩。

【临证加减】气虚者，加党参、黄芪；肝郁气滞者，加柴胡、青陈皮；寒凝者，加附子、肉桂、乌药、小茴香；输卵管积液者，加猪苓、茯苓皮、泽兰、薏苡仁；附件炎者，加败酱草、红藤、蒲公英、紫花地丁；结核性者加百部、十大功劳叶；小腹痛重者，加元胡、生蒲黄、炒五灵脂。

【疗效】治疗 72 例，治愈 63 例，有效 3 例，无效 6 例，总有效率 93%。

【来源】刘承云，金维新．助孕通管汤治疗输卵管阻塞 72 例 X 线观察．山东中医杂志，1991，10 (4)：22－23

🪷 达生汤

细辛 3g　桂枝 9g　路路通 4g　穿山甲 9g　鹿角片 9g

【用法】水煎服，每天 2 次，日 1 剂。输卵管通液治疗：生理盐水 20ml，阿托品 0.5mg 庆大霉素 8 万 U，α – 糜蛋白酶 4000 万 U，于月经干净后第 3 天开始，取膀胱截石位缓慢注入宫腔保留 15～20 分钟后取出通液器，每周 1～2 次，排卵前 2～3 天停止。

【功效】固肾通络，调经活血。

【适应证】**输卵管性不孕症（胞脉瘀阻）**。症见：婚久不孕，胁肋胀满，月经先后不定，经血量多有块，经行难净，经色黯夹血块；精神抑郁，胸闷不舒，面色晦暗，肌肤甲错；舌质紫暗，或有瘀斑，脉沉弦涩。

【临证加减】肾阳虚者，用金匮肾气汤；肾阴虚者用六味地黄汤加减；痰湿内阻型用苍苓导痰汤加减。

【疗效】治疗 32 例，治愈 8 例，显效 10 例，有效 11 例，无效 3 例，总有效率 90.6%。

【来源】王一丁. 达生汤合输卵管通液治疗输卵管性不孕症的疗效观察. 中国中西医结合杂志，1998，18（7）：443

第九节　多囊卵巢综合征不孕

多囊卵巢综合征不孕是由于多囊卵巢综合征（PCOS）引起排卵障碍而导致的不孕症。PCOS 是一种发病多因性，临床表现呈多态性的内分泌综合征，主要表现为月经失调、多毛、肥胖及不孕。

本病的诊断要点除具备不孕症的诊断外，还应具备 PCOS 的诊断。如今国际上 PCOS 的诊断标准已取得一致：排卵异常、高雄激素血症、盆腔超声显示 PCOS 征，此三项中符合任何两项，并除外其他引起高雄激素血症的疾病者，即可明确诊断。为此，除临床症状外，应做一段时间的 BBT 观察，确认排卵异常；择期测定血 LH、T、PRL、促甲状腺激素水平。

加味毓麟珠

鹿角霜　青皮　人参　当归各10g　川芎　白芍　白术　杜仲　菟丝子　熟地　苍术各15g　茯苓30g

【用法】水煎服，每天2次，日1剂，在月经第3～5天开始服药，至卵泡破裂后第12天停药。自月经来潮或撤药性出血的第3～5天开始，口服去氧孕烯雌醇1片每晚服1次，共21天，连服3个月经周期；于停药后月经来潮第3～5天，口服氯米芬100mg，连服5天，以促排卵，至月经第11天，阴道B超监测卵泡。

【功效】温肾补气养血，调补冲任。

【适应证】**多囊卵巢综合征不孕症（肾虚肝郁，冲任失养）**。症见：婚久不孕，月经先后不定或闭经，精神抑郁，多毛，肥胖，头晕，腰酸，白带多且稀，便溏，乏力，舌淡胖，脉细。辅助检查：高雄激素血症和持续无排卵。

【疗效】治疗56例，妊娠43例，无效13例，妊娠率76.8%。

【来源】孙杰．中西医结合治疗多囊卵巢综合征不孕症56例．中国实用医刊，2009，36（3）：72

瓜石汤

瓜蒌30g　石斛　生地　玄参　麦冬　黄芩　牛膝　瞿麦　车前子　益母草各10g

【用法】水煎服，每天2次，日1剂。

【功效】补肾助孕，清热利湿。

【适应证】**多囊卵巢综合征致不孕症（肾虚湿热）**。症见：婚久不孕，月经后期量少，或闭经，形体肥胖多毛，带下量多色黄质稠，头晕，舌红，苔黄腻或薄，脉濡或沉细。

【临证加减】肾虚加菟丝子；湿盛带下加萹蓄；阴虚津亏便秘加大黄；血热衄血者加生藕节；有行经先兆者加桃仁、泽兰；仿照月经周期加减：无排卵者，加活血药促进卵泡成熟及排卵如刘寄奴、莪术、水红花子；排卵后期偏重培补胞宫，加菟丝子、枸杞子、阿胶、川续断、杜仲等；若BBT双相则减少活血化瘀之品。

【疗效】治疗15例，妊娠15例，妊娠率100%。

【来源】张焱，佟彤．中药瓜石汤治疗多囊卵巢综合征致不孕症疗效观察．中国计划生育学杂志，2009，（9）：560

促排助孕汤

当归　海藻　夏枯草　紫石英　昆布各15g　川芎　皂角刺　香附各12g　仙茅　红花各10g　丹参　川续断　桑寄生　菟丝子各20g　淫羊藿30g

【用法】水煎服，每天2次，日1剂，于月经周期或孕酮撤药出血的第1天开始测BBT，第2～4天测基础分泌，第5天开始服促排助孕汤，连服15天；同时加服克罗米芬胶囊100mg/天，连续5天。周期12天开始B超监测卵泡，卵泡直径≥14mm时，每日B超监测卵泡、子宫内膜厚度。测血LH峰值。但优势卵泡直径≥18～20mm，子宫内膜厚度≥8mm时且未出现LH峰值，肌内注射HCG5000～10000IU，嘱患者于注射后24～48小时安排性生活2次。

【功效】补肾活血，促排助孕。

【适应证】**多囊卵巢综合征所致不孕症（肾虚血瘀）**。症见：婚久不孕，月经稀发，经量少，色淡，或闭经，多毛，肥胖，小腹冷，头晕耳鸣，腰膝酸软，胸闷纳呆，舌质暗红，苔薄，脉沉细尺弱或弦涩。检查：BBT监测3个月以上均单相，双侧输卵管通畅；月经第2～4天测基础内分泌，其中LH>20U/L，LH/FSH≥2，T升高，E_2偏低；B超监测：双侧卵巢体积增大，无优势卵泡发育。

【疗效】治疗41例，妊娠15例，月经自然来潮10例，恢复排卵功能18例，无效（治疗前后检查及症状、体征无明显变化）5例，治疗结束后3个月内随访又有6例妊娠，总妊娠率51.2%，周期排卵率80.4%。

【来源】曾继保，许爱凤．促排助孕汤加克罗米芬治疗多囊卵巢综合征所致不孕症临床观察．中国医药导报，2007，4（12）：68－69

补肾调经汤

紫石英30g　仙茅10g　淫羊藿　香附　穿山甲各12g　当归　山茱萸　熟地黄　肉苁蓉　三棱　莪术各9g　丹参18g　泽兰15g

【用法】水煎服，每天2次，日1剂，于月经周期第5天服用，同时口服枸橼酸氯米芬片 50mg/天，连用 5 天。若无正常周期者先用黄体酮引起撤药性出血，于出血第 5 天，以同样方法服药，连用 3 个月经周期并于月经周期第 12 天起动态监测排卵。

【功效】补肾活血，调经促卵。

【适应证】**多囊卵巢综合征不孕（肾虚血亏）**。症见：婚久不孕，经期延后，月经量少色淡，腰背酸软，或头晕眼花，白带清稀，多毛，舌淡红，苔薄舌体胖嫩有齿痕，脉沉细或细弱。

【临证加减】肥胖明显者，加泽泻、石菖蒲、白芥子、苍术、半夏；腰冷痛者，重用肉苁蓉，加杜仲、续断；烦躁胸胁乳痛者，加柴胡、青皮、陈皮；带下色黄量多者，加生薏苡仁、败酱草、苍白术。经期 5～12 天，酌加当归、白芍、女贞子、旱莲草等；经间期加赤芍、丹参、泽兰、茺蔚子、熟附子、党参等；经前期加熟附子、蒸首乌、紫石英、香附。

【疗效】治愈 34 例，显效 2 例，有效 1 例，未愈 3 例，总有效率 92.5%。

【来源】周艳艳，李潇，吴昕. 补肾调经汤治疗多囊卵巢综合征不孕 40 例. 中国实验方剂学杂志，2011，17（8）：265－266

❀ 补肾化瘀祛痰方

熟地 15g　山药　山茱萸　菟丝子　淫羊藿　枸杞子　补骨脂
生地　当归　川芎　桃仁　虎杖　黄芩　土茯苓各 12g　牛膝　知母
红花　鳖甲各 10g

【用法】水煎服，每天 2 次，日 1 剂，1 个月为 1 个疗程。

【功效】滋阴补肾，化瘀祛痰。

【适应证】**多囊卵巢综合征不孕（肾阴虚痰湿血瘀型）**。症见：月经稀少，闭经，多毛，不孕，肥胖明显，心烦，便秘，贪食，黑棘皮，舌质暗红，苔白，脉沉细。

【临证加减】经期加入益母草、泽兰、香附等活血化瘀理气之品，引血下行；经后期加入女贞子、旱莲草、白芍等养血补肾药以促进卵泡发育；经间期加入仙茅、鹿角霜、肉苁蓉以补肾阳，以促进卵子的排出。

【疗效】痊愈 16 例，显效 6 例，有效 5 例，无效 1 例，总有效率 96.4%。

【来源】田艳敏，董彩英. 补肾化瘀祛痰法治疗多囊卵巢综合征不孕 28 例. 陕西中医，2009，（7）：868－869

调经种子汤

黄芪30g 当归 川芎 赤芍 小茴香 香附 附子（久煎）
补骨脂 女贞子 旱莲草各10g 阿胶（烊化） 党参 炒白术 山
萸肉各15g 菟丝子20g 甘草6g 大枣3枚。

【用法】水煎服，每天2次，日1剂。

【功效】补气养血，化瘀通络，温经散寒，调经种子。

【适应证】**不孕症（气血不足，冲任虚寒）**。症见：婚久不孕，月经后期
或闭经，量少，经色淡黑，或夹有瘀块，经期腹痛，腰膝酸软，畏寒肢冷，
喜温按，纳差乏力，形体消瘦，面色萎黄，精神不振，舌淡暗，苔薄白，脉
沉细略涩。

【疗效】治疗38例，治愈27例，有效11例，总有效率100%。

【来源】呼延芳.自拟调经种子汤治疗不孕症38例.中国社区医师，2008，
（11）：86

苍附导痰汤加味

苍术 白术 陈皮 半夏 胆南星 香附各10g 茯苓 枳壳
淫羊藿 山茱萸 枸杞子各12g 何首乌15g

【用法】水煎服，每天2次，日1剂，1个月为1个疗程。

【功效】补肾化痰。

【适应证】**肥胖型多囊卵巢综合征（肾虚痰凝）**。症见：月经稀少，闭
经，多毛，不孕，肥胖，头晕，腰酸，白带多且稀，便溏，乏力，多痰，怕
冷，舌淡胖，脉细。

【临证加减】经后期以补肾阴为主，加山药12g、黄精15g、熟地10g；排
卵期以补肾调气血促排卵为主，加菟丝子15g、肉苁蓉12g、川芎10g；经前
期以补肾阳为主，加巴戟天12g、鹿角片15g；行经期加益母草、丹参各15g，
泽兰12g。

【疗效】治疗30例，痊愈8例，显效18例，无效4例，总有效
率86.7%。

【来源】马静，金季玲.补肾化痰法治疗肥胖型多囊卵巢综合征30例.山东中医杂
志，2007，26（8）：537

❀ 补肾化痰活血方

熟地黄 20g　山茱萸 15g　紫石英　菟丝子 15g　枸杞子 15g　淫羊藿 15g　续断 15g　当归 15g　柴胡 6g　法半夏 10g　制胆南星 10g　皂角刺 10g　夏枯草 15g　薏苡仁 30g　茺蔚子 6g

【用法】水煎服，每天 2 次，日 1 剂，每个月经周期为 1 个疗程，共 3 个疗程。

【功效】补肾化痰，活血调经。

【适应证】**青春期多囊卵巢综合征（肾虚痰湿血瘀）**。症见：月经初潮晚，月经稀发，量少或闭经，伴或不伴多毛、痤疮、肥胖；或头晕，腰酸，白带多且稀，便溏，乏力，舌淡胖，苔腻，脉细。

【临证加减】若伴多毛、痤疮者加丹皮、赤芍、黄芩清肝泻火；若肥胖体倦者加用陈皮、炒白术、茯苓健脾化痰；若子宫发育不良、月经量少者加覆盆子、补骨脂、龟胶以补肾填精养血。经后期为血海空虚、阴长阳消期，宜酌加滋阴养血之品，如山药、女贞子、白芍等；经间期为重阴转阳期，应在补肾的同时加重活血通络药以促进阴阳的顺利转化，酌加泽兰、丹参等；经前期为阳长阴消期，应以温肾壮阳为主，酌加巴戟天、仙茅等，使肾阳达到一定时；行经期胞脏充盛血海由满而溢之际，治应理气调血促进经血的顺利排泄，酌加益母草、刘寄奴、川牛膝等。

【疗效】治疗 33 例，恢复正常月经 27 例，月经恢复率为 81.8%；恢复正常排卵 25 例，排卵率为 75.8%。

【来源】王燕萍，顺慧芳. 补肾化痰活血法治疗青春期多囊卵巢综合征 33 例临床观察. 中国中医药信息杂志，2008，15（2）：66

❀ 补肾化瘀调经方

紫石英 30g　淫羊藿 10g　覆盆子 10g　菟丝子 10g　山茱萸 10g　地龙 10g　桃仁 10g　红花 6g　益母草 10g　薏苡仁 30g　泽泻 10g　黄芪 10g　甘草 3g

【用法】水煎服，每天 2 次，日 1 剂，于月经时开始服用，连服 10 天，连续 3 个月为 1 个疗程。

【功效】补肾调经，活血化瘀。

【适应证】**多囊卵巢综合征（肾虚，冲任气血瘀滞）**。症见：月经稀发，量少，或闭经，不孕，多毛，肥胖，舌质暗红，苔白，脉沉细。

【临证加减】月经后滋肾阴加桑寄生 10g、枸杞子 10g、生地黄 12g；排卵期补肾助阳加用仙茅 10g；卵泡增大明显，利湿通络加用连翘 12g、夏枯草 12g、土贝母 12g、路路通 10g、泽兰 10g、大腹皮 10g；肥胖体倦，健脾化痰加茯苓 15g、白术 15g、陈皮 6g；多毛、痤疮，清肝泻火加牡丹皮 10g、黄芩 10g。

【疗效】治疗 30 例，痊愈 22 例（妊娠 10 例），有效 5 例，无效 3 例，总有效率 90%。

【来源】申巧云．补肾化瘀调经方治疗多囊卵巢综合征 30 例．中国中医药信息杂志，2007，14（2）：56

🌸 导痰种子方

制胆南星　茯苓　白术　淫羊藿　巴戟天各 10g　当归　川芎各 5g　黄芪　鸡血藤　丹参各 15g

【用法】于月经或黄体酮撤退性出血第 5 天开始服用克罗米芬，每日 1 次，每次 50～150mg，共服用 5 天，B 超监测排卵后口服地屈孕酮 10mg，每日 1 次。导痰种子方，每日 1 次，共 10 天，治疗 3 个月为 1 个疗程。

【功效】温肾活血，利湿化痰。

【适应证】**多囊卵巢综合征（痰湿阻滞）**。症见：月经稀发，经量少，或闭经，多毛，不孕，形体肥胖，头晕，腰酸，白带多且稀，乏力，多痰，舌淡胖，苔白腻，脉细。检查：稀发排卵或无排卵。

【疗效】治疗 38 例，治愈 25 例，好转 12 例，无效 1 例，总有效率 97.37%。

【来源】李燕红．导痰种子方联合地屈孕酮治疗多囊卵巢综合征患者黄体功能不全的临床观察．四川中医，2012，30（1）：89

🌸 补肾调经方

生地　女贞子　淮山药各 30g　菟丝子　三棱　莪术各 15g　山茱萸　淫羊藿　茯苓　炙龟板　皂角刺　小青皮　陈皮各 10g

【用法】水煎服，每天 2 次，日 1 剂，经期停用，3 个月为 1 个疗程。

【功效】补肾化瘀，活血行气。

【适应证】**多囊卵巢综合征（肾虚血瘀）**。症见：婚久不孕，月经稀发，经量少，色淡，或闭经，多毛，肥胖，性欲淡漠，头晕耳鸣，腰膝酸软，舌质暗红，苔薄，脉沉细尺弱或弦涩。

【疗效】治疗 50 例，治愈 23 例，好转 14 例，无效 13 例。怀孕 10 例，妊娠率 20%，总有效率 74%。

【来源】何仙芳，沈晓霞. 补肾调经方治疗多囊卵巢综合征. 浙江中西医结合杂志，2006，16（12）：778

多囊方

生山楂 15g　菟丝子 12g　苍术　香附　川芎　制南星　石菖蒲　枳壳　五灵脂　淫羊藿　仙茅各 10g　陈皮 6g

【用法】水煎服，每天 2 次，日 1 剂，3 个月为 1 个疗程。

【功效】补肾化痰活血。

【适应证】**多囊卵巢综合征（肾虚痰瘀）**。症见：月经稀少，闭经，多毛，不孕，形体肥胖，头晕，腰酸，白带多且稀，便溏，嗜睡神倦，乏力，舌淡胖，苔腻，脉细。

【疗效】治疗 35 例，治愈 10 例，有效 17 例，无效 8 例，总有效率 77.14%。

【来源】鲍维雅. 补肾化痰佐以活血法治疗多囊卵巢综合征的临床研究. 天津中医药，2009，26（5）：375

补肾疏肝活血汤

郁金 12g　柴胡　川楝子　仙茅　淫羊藿　三棱　莪术　鳖甲（先煎）　枸杞子　菟丝子各 10g

【用法】水煎服，每天 2 次，日 1 剂，连续治疗 6 个月。

【功效】补肾疏肝活血。

【适应证】**多囊卵巢综合征（气滞血瘀）**。症见：月经延后，经量少，或闭经，心烦易怒，形体肥胖，腰酸乏力，舌质黯红，苔薄白，或舌底脉络瘀斑，脉弦。

【临证加减】兼带下量多者，加莲须 10g、芡实 15g；兼腹痛者，加元胡 12g、红藤 10g；兼夹痰湿者，加莱菔子 10g、浙贝母、僵蚕各 12g，茵陈 20g；神疲、乏力、面色萎黄者，加太子参 10g、黄芪 15g、白术 12g、紫河车粉 3g。

【疗效】治疗 15 例，治愈（月经恢复正常及/或受孕）8 例，有效（BBT 呈双相或 B 超提示排卵，但月经仍后期）5 例，无效（BBT 单相）2 例，总有效率 87%。

【来源】卢丽为，李丽华．补肾疏肝活血汤治疗多囊卵巢综合征 15 例．现代中西医结合杂志，2006，15（2）：218

俞氏温补方

熟地黄　黄精　淫羊藿　补骨脂　皂角刺　山慈菇　贝母各 12g　穿山甲 9g

【用法】水煎服，每天 2 次，日 1 剂。

【功效】温肾促卵，软坚化痰。

【适应证】**多囊卵巢综合征不孕症（肾阳不足，痰浊内盛）**。症见：婚久不孕，月经后期量少或闭经，形体肥胖多毛，带下量多色白，头晕，胸闷泛恶，腰膝酸软，畏寒肢冷，小腹冷感，舌淡胖，苔薄白腻，脉沉细弱或滑。

【临证加减】怕冷加附子 9g、肉桂 3g；肝郁加丹皮 9g、炒山栀、当归各 12g，柴胡、青皮各 6g，去皂角刺、冰球子、贝母。

【来源】杨思澍，严秀澜，王新佩．中国现代名医验方荟海．武汉：湖北科学出版社，1996：1358

加味补中益气汤

党参　黄芪　茯苓　当归各 15g　柴胡　升麻各 9g　白术 30g　陈皮　姜半夏各 9g　甘草 3g

【用法】水煎服，每天 2 次，日 1 剂，于自然月经或撤退性出血第 5 天起，同时口服达英 -35，每日 1 片，连服 21 天；停药后待撤退性出血第 5 天起继续服药，共 3 个治疗周期。

【功效】补气和中，化痰祛湿。

【适应证】**多囊卵巢综合征（脾虚痰湿）**。症见：月经后期或量少，婚久不孕，形体肥胖多毛，带下量多白，头晕，面色无华，胸闷泛恶，嗜睡神倦，舌淡胖，苔白腻，脉滑。

【疗效】治疗 30 例，好转 23 例，无效 7 例，总有效率 67.7%。

【来源】吕丽萍，陈光盛．加味补中益气汤合达英 – 35 治多囊卵巢综合征 30 例．江西中医药，2009，40（5）：42

补肾调经育子汤

菟丝子　紫石英　女贞子　熟地黄各30g　鹿角片　杜仲　山茱萸　当归　牛膝　赤芍　香附各15g

【用法】水煎服，每天 2 次，每个月经周期连服 10 日，日 1 剂，同时给予二甲双胍薄膜片，每次 0.85g　每日 2 次，服至月经来潮停药，3 个月经周期为 1 个疗程。

【功效】补肾温阳，填精养血，祛瘀化痰。

【适应证】**多囊卵巢综合征所致不孕（肾虚痰瘀）**。症见：月经稀发，经量少，肥胖，痤疮，带下量多色白，多毛，头晕，胸闷泛恶，舌淡胖，苔白腻，脉滑。

【疗效】排卵 27 例，妊娠 21 例，无效 9 例，排卵率 75.0%，妊娠率 58.3%。

【来源】李绥珍．补肾调经育子汤合二甲双胍治疗多囊卵巢综合征所致不孕 36 例．山西中医，2010，26（6）：26

加味桃仁四物汤

桃仁　赤芍　白芍　柴胡　青皮　陈皮各10g　红花　当归　生地黄　茯苓各15g　川芎　牡丹皮　枳壳各6g　香附12g

【用法】水煎服，每天 2 次，日 1 剂，1 个月为 1 个疗程，于月经第 5 天或肌内注射黄体酮撤药性出血第 5 天起，同时开始口服枸橼酸他莫昔芬片 30mg，每日 1 次口服，连服 5 天为 1 个疗程，连服 3 个疗程。

【功效】活血化瘀，疏肝解郁理气。

【适应证】**多囊卵巢综合征（肝郁气滞）**。症见：两胁、少腹或阴部胀闷窜痛，月经不调，乳房胀痛，痛经或闭经，情志抑郁，闷闷不乐，多疑善虑，悲伤欲哭，胸闷不舒，喜叹息，脉弦或涩，苔薄白。

【疗效】治疗 30 例，治愈 7 例，有效 21 例，无效 2 例，总有效率 93.33%。

【来源】朱宝申，李素文. 加味桃仁四物汤治疗肝郁气滞型多囊卵巢综合征 30 例. 河北中医，2009，31（12）：1791 – 1792

健脾益肾化痰汤

当归 淫羊藿 党参 黄精 巴戟天 苍术 白术 茯苓 南星 姜半夏各 10g 陈皮 白芥子 炙甘草各 6g

【用法】水煎服，每天 2 次，日 1 剂。

【功效】健脾益肾化痰。

【适应证】多囊卵巢综合征（肾虚痰凝）。症见：月经稀发，经量少，肥胖，痤疮，带下量多色白，多毛，头晕，胸闷泛恶，舌淡胖，苔白腻，脉滑。

【临证加减】阳虚畏寒者加淡附子 6g、桂枝 10g；带下黏稠加椿根皮、黄柏 10g。

【疗效】治疗 30 例，治愈 24 例，好转 4 例，无效 2 例，总有效率 93.3%。

【来源】陈玲，王丽英，王珺. 健脾益肾化痰汤治疗多囊卵巢综合征 30 例. 江苏中医，1999，20（7）：31

六味地黄丸加味

熟地黄 20g 山药 山萸肉 何首乌 山茱萸各 12g 茯苓 泽泻各 9g

【用法】水煎服，每天 2 次，日 1 剂，1 个月为 1 个疗程，经期停服。

【功效】补肾填精，调经养血。

【适应证】多囊卵巢综合征（肾气不足，精血不充）。症见：经期延后，月经量少色淡，腰背酸软，或头晕眼花，白带清稀，多毛，舌淡红，苔薄舌体胖嫩有齿痕，脉沉细或细弱。

【临证加减】肾阴虚内热甚者加知母、黄柏、旱莲草、女贞子各 12g；肾阳虚偏盛者加鹿角胶 10g、肉桂 9g；肝郁火旺，加柴胡、白芍、青皮各 10g，郁金 15g，夏枯草 12g；脾虚痰阻型，加苍术、半夏各 12g，皂角刺、炒白术、连翘、鱼腥草各 15g，蒲公英 20g；瘀血内阻者，加红花、全虫各 6g，三棱、桃仁各 10g，炮山甲 15g。

【疗效】治疗 204 例，痊愈 152 例，显效 18 例，好转 32 例，无效 2 例，总有效率 99%。

【来源】马素侠，李之良，周玲．六味地黄丸加味治疗多囊卵巢综合征疗效分析．新疆中医药，2000，18（3）：22 - 23

🪷 益坤丸

法半夏 神曲 石菖蒲 陈皮 蒲黄 香附 泽兰各 10g 茯苓 菟丝子 枸杞子 淫羊藿 益母草各 12g 鸡血藤 15g

【用法】制成胶囊，每粒 0.4g 每日 2 次，每次 5 粒，或水煎服，每天 2 次，日 1 剂，30 日为 1 个疗程，治疗 2～3 个疗程。

【功效】燥湿化痰，健脾益肾，理气活血。

【适应证】**多囊卵巢综合征（肾虚痰湿）**。症见：月经稀发，经量少，或闭经，肥胖，痤疮，带下量多色白，多毛，头晕，胸闷泛恶，舌淡胖，苔白腻，脉弦滑。

【疗效】治愈 44 例，妊娠 7 例，有效 10 例，无效 6 例，总有效率 90%。

【来源】张蔚莉，衣秀娟．益坤丸治疗多囊卵巢综合征 60 例．四川中医，2003，21（7）：64

第十节 高催乳素血症不孕

高催乳素血症不孕是指各种原因所致外周血中催乳素（PRL）水平异常增高，过高的 PRL 可抑制垂体促性腺激素的分泌而引起不排卵及闭经，导致不孕，闭经伴溢乳者称为"闭经溢乳综合征"。多数高催乳素血症由垂体微腺瘤引起，大约 90% 患者表现月经过少或闭经；也可表现不孕与不育，约占

70%。它可分为原发性不孕或继发性不孕。主要原因是卵泡发育不良、不排卵或卵泡黄素化不破裂综合征，黄体功能不全可导致反复流产而不育。

当归芍麦汤

当归12g 白芍30g 生麦芽30g 白术15g 茯苓15g 柴胡10g
泽泻10g 女贞子15g 郁金12g 甘草6g 怀牛膝15g 焦山栀12g
鹿角胶10g（烊化）

【用法】水煎服，每天2次，日1剂，30天为1个疗程，连续服用1~6个疗程。

【功效】补益肝肾，疏肝解郁。

【适应证】**高催乳素血症（肾虚肝郁）**。症见：月经延后，量少，或闭经，双乳被动溢乳，量少，色乳白，质稍稠，腰酸，口干，舌红、苔薄白，脉弦细。

【临证加减】肾阳虚者，去泽泻，加菟丝子、鹿角胶、淫羊藿；肾阴虚者，加丹皮、山茱萸、旱莲草；瘀血者，加怀牛膝、益母草等。

【疗效】治疗15例，治愈9例，显效1例，有效2例，无效3例，总有效率80%。

【来源】于萍. 自拟当归芍麦汤治疗高泌乳素血症临床观察. 江西中医药, 2002, 33
(3): 20

清肝滋肾汤

柴胡 白芍 当归 牡丹皮 牛膝 蝉蜕 何首乌各15g 青皮
炒栀子 川芎 山茱萸各10g 炒麦芽50g 甘草5g

【用法】水煎服，每天2次，日1剂，疗程2~6个月。

【功效】疏肝补肾，活血调经。

【适应证】**高催乳素血症不孕（肾虚肝郁）**。症见：婚久不孕，月经不定期，经期时间短，经量少，色黯红，或夹有血块，经前、经期下腹部坠痛、胀痛，或经前乳房胀痛，或伴有胸胁满闷，心烦易怒，头晕心悸，失眠多梦，舌质红，苔白，脉沉细弦。

【临证加减】经前，乳房胀痛加炒枳壳15g；兼有包块，质硬疼痛加橘核、荔枝核、夏枯草各15g；经前、经期下腹部坠痛、胀痛加香附、刘寄奴、乌药各15g；经期时间短，经量少，夹有血块加炒桃仁、苏木各10g，红花、泽兰各15g；月经先期，色黯红加生地黄、黄芩各15g；月经量多，色紫红加炙龟板（先煎）10g、茜草15g；血清T增多加茺蔚子、黄精各15g；不孕者加枸杞子、覆盆子、菟丝子各15g；头目胀痛，眩晕加蔓荆子、菊花各10g；心烦易怒加远志10g、炒酸枣仁15g、竹茹10g。

【疗效】妊娠74例，显效26例，有效15例，无效13例，总有效率89.84%。

【来源】郖阳，郖超，郖峰.清肝滋肾汤治疗高催乳素血症不孕128例疗效观察.河北中医，2004，26（4）：254

滋肾解郁丸

柴胡9g 白芍6g 枳壳9g 山楂15g 麦芽30g 生地90g 山茱萸9g 枸杞子10g 巴戟肉10g 菟丝子12g 生甘草6g 郁金9g 丹参12g 淫羊藿15g 仙茅10g

【用法】每日3次，每次30粒（6.5g），开水送服，连服5个月（备注：6.5g相当于生药57g）。

【功效】滋肾解郁，调理肝脾。

【适应证】**高催乳素血症（肾虚肝郁）**。症见：月经或先或后无定期，甚至闭经，失眠多梦，经量少，色暗红，或夹有血块，经前、经期下腹部坠痛、胀痛，舌质红，苔白，脉沉细弦。

【疗效】治愈1853例，显效185例，有效41例，无效101例，总有效率95.36%。

【来源】董协栋，董洪涛，乔富渠.滋肾解郁丸治疗高泌乳素血症2180例临床观察.国医论坛，2002，33（3）：27

化痰泄浊方

茯苓（带皮） 猪苓 泽泻 车前子 大腹皮各12g 瞿麦15g 枳实 生大黄各9g 番泻叶 远志各6g 青皮4.5g 生麦芽60g

【用法】水煎服，每天2次，日1剂，连续服用1月为1个疗程。

【功效】化痰泄浊。

【适应证】**高催乳素血症（痰浊内蕴）**。症见：月经稀发，色淡量少，渐至闭经，乳汁自出或挤压而出，胸闷痰多，纳呆腹胀，不孕，舌淡胖，边有齿印，苔白腻，脉沉滑。

【疗效】治疗62例，共3~6个疗程。治愈25例，显效20例，有效12例，无效5例，总有效率91.94%。

【来源】翁雪松，金毓莉，冯杜熊.化痰泄浊法治疗高催乳素血症的临床研究.上海中医药杂志，2004，38（1）：24-25

加味逍遥散

炒山栀 丹皮 白芍 茯苓 白术各15g 夏枯草 当归 柴胡各10g 薄荷6g

【用法】水煎服，每天2次，日1剂，1个月经周期为1个疗程。

【功效】清热解郁，疏肝养血。

【适应证】**特发性高催乳素血症（肝经郁热证）**。症见：月经不调，甚至闭经，月经量少，质稠，溢乳，不孕，经前乳房胀痛，情志抑郁或烦躁易怒，口苦咽干，舌红，苔薄黄，脉弦数。

【疗效】治疗32例，共治疗3个疗程。痊愈9例，有效17例，无效6例，总有效率81.3%。

【来源】张庆清，朱颖.加味逍遥散治疗特发性高催乳素血症.山西中医，2012，28（3）：51

舒肝化痰敛乳汤

柴胡12g 白芍30g 法半夏12g 神曲10g 陈皮5g 茯苓15g 炒麦芽60g 佩兰10g 白术10g 薏苡仁30g

【用法】水煎服，每天2次，日1剂，15天为1个疗程。

【功效】舒肝化痰敛乳。

【适应证】**特发性高催乳素血症（肝气郁结，痰湿内阻）**。症见：婚久不孕，月经量稀少，甚则闭经，可见乳汁分泌，舌质暗红，苔白腻，脉弦滑。

【临证加减】脾胃虚弱者加党参20g、黄芪20g；肝郁甚者加郁金12g、青皮 6g。

【疗效】观察 2 个疗程。治愈 16 例，有效 8 例，无效 1 例，总有效率 96%。

【来源】黄月玲，黄冬梅.舒肝化痰敛乳汤治疗特发性高泌乳素血症 25 例.中国民间疗法，2006，14（1）：35

降催汤

当归 白芍 菟丝子各 12g 白术 9g 泽兰叶 柏子仁 巴戟天 怀牛膝各 10g 柴胡 6g 炙龟板（先煎）30g

【用法】水煎服，每天 2 次，日 1 剂，30 日为一个疗程，连续治疗 3 个疗程。

【功效】疏肝解郁，调经降催。

【适应证】**高催乳素血症（肝郁气滞）**。症见：月经稀发，色淡量少，渐至闭经，乳房胀痛，乳汁自出或挤压而出，精神抑郁，胸闷胁胀，舌质红，苔白，脉沉细弦。

【疗效】治疗 38 例，近期治愈 11 例，显效 16 例，有效 6 例，无效 5 例，总有效率 86.8%。

【来源】应敏丽，梅乾茵.降催汤治疗高催乳素血症的临床观察.湖北中医杂志，2005，27（6）：38

四逆散加味

柴胡 12g 枳实 白芍各 10g 甘草 6g 紫河车 吴茱萸各 15g

【用法】水煎服，每天 2 次，日 1 剂，2 个月为 1 个疗程，连服 1 个疗程，中途不加任何西药。

【功效】疏肝理气，益肾健脾。

【适应证】**高催乳素血症（肝郁肾虚）**。症见：月经先后无定期，渐至经闭不行，乳房胀痛，乳汁外溢或挤压而出，精神抑郁，胸闷胁胀，或腰脊酸软，头晕目眩，舌质淡红或黯红，苔薄白，脉弦。

【临证加减】溢乳较多者，加山楂 20g、麦芽 15g、牛膝 12g、五味子、红花各 10g；子宫偏小者，加高丽参 10g、鹿茸 8g（另炖服）并于方中加入淫羊藿、鸡血藤各 15g，牛膝、石楠叶各 10g，紫河车、阳起石各 20g，鹿角霜 12g；体型肥胖者，加山楂、白术各 20g，茯苓、黄精各 15g，制半夏 10g。

【疗效】治疗 100 例，治愈 80 例，有效 15 例，无效 5 例，总有效率 95%。

【来源】申光辉．四逆散加减治疗高催乳素血症 100 例的疗效观察．中国民族民间医药杂志，2007，（2）：83

❀ 苓麦汤

茯苓 15g　白术　半夏各 15g　麦芽 60g

【用法】水煎服，每天 2 次，日 1 剂，连续服药，2 个月为 1 个疗程。治疗期间不用其他中、西药。

【功效】健脾燥湿，豁痰通络。

【适应证】**高催乳素血症（脾虚痰阻）**。症见：月经稀发，色淡量少，渐至闭经，乳汁自出或挤压而出，或乳房胀痛有结节，胸闷痰多，纳呆腹胀，不孕，或五心烦热，咽干口燥；或纳少便溏，舌淡胖，边有齿印，苔白腻，脉沉滑。

【临证加减】肝郁气滞型加柴胡疏肝散，柴胡、枳壳、川芎、香附、莪术、牛膝各 10g，白芍 15g，炙甘草 6g；乳房胀痛有结节者加川楝子、蒲公英各 15g，海藻 30g；心烦易怒，口苦咽干，尿黄便结者加丹皮 15g、山栀 10g；经行腹痛者加元胡、川楝子各 10g；肝肾不足者型加归肾丸，菟丝子、枸杞子、熟地、山药、鸡血藤各 15g，杜仲、山萸肉、当归各 10g，何首乌 20g；五心烦热，咽干口燥，舌红少苔者去杜仲、菟丝子，加生地、女贞子各 15g，龟板、地骨皮各 10g；脾虚痰阻型加苍术导痰汤，苍术 15g，香附、陈皮、胆南星、枳壳、石菖蒲、神曲各 10g；月经过少，闭经者加川芎、当归各 10g；纳少便溏者酌加补骨脂 15g、干姜 6g。

【疗效】治疗 21 例，治愈 16 例，好转 4 例，无效 1 例，总有效率 95.2%。

【来源】黄励．苓麦汤治疗高泌乳素血症 21 例观察．实用中医药杂志，2000，（11）：6

🪷 消癖饮

玄参　夏枯草　猫爪草　白芍　青皮　柴胡　昆布各15g　生牡
蛎　海藻各30g　炒麦芽60g　莪术　半夏各10g

【用法】头煎加水约500ml，先泡20分钟，武火煮沸后，改小火再煮沸
30分钟，取液约200ml；二煎，加水约400ml，武火煮沸后，改小火再煮沸30
分钟，取液约200ml；三煎加水300ml，武火煮沸后，改小火再煮沸20分钟，
取液约200ml，三煎药汁混合后，分成3份。三餐后口服（温服），每天3次，
日1剂，连续服药30天为1个疗程。

【功效】疏肝清热化痰。

【适应证】**高催乳素血症（肝郁痰阻）**。症见：月经量稀少，甚则闭经、
不孕，乳可见乳汁分泌，或精神抑郁，时善叹息，胸闷胁胀，舌质暗红，苔
白腻，脉弦滑。

【临证加减】月经前期加川楝子、王不留行；月经期加益母草、红花；月
经后期加菟丝子、淫羊藿；气虚证加黄芪；有血瘀之征加元胡；阴虚证加生
地黄；心烦甚加竹叶。

【疗效】治疗73例，共观察3个疗程。有效70例，无效3例，总有效
率95.89%。

【来源】罗雪冰，生淑亭，黄乐群.消癖饮治疗高催乳素血症临床研究.中国中医
急症，2009，18（4）：532－534

🪷 疏肝回乳汤

柴胡　当归　桂枝　丹皮　白芍各10g　鹿角霜　蒲公英各30g
麦芽120g　山楂180g　茯苓　香附　郁金各15g　莪术9g

【用法】水煎服，每天2次，日1剂，3个月为1个疗程。

【功效】疏肝补肾回乳。

【适应证】**高催乳素血症（肝郁气滞，肝肾不足）**。症见：月经稀发，色
淡量少，渐至闭经，经前、经期下腹部坠痛、胀痛，乳汁自出或挤压而出，
或腰脊酸软，头晕目眩；或精神抑郁，胸闷胁胀，舌质红，苔白，脉沉细弦。

【临证加减】五心烦热者加生熟地、女贞子各10g；乳胀明显者加夏枯
草、桃仁、天花粉各10g；不孕者加菟丝子、杜仲各10g。

【疗效】治疗 15 例，显效 10 例，有效 4 例，无效 1 例，总有效率 93.33%。

【来源】方旭红. 疏肝回乳汤治疗高催乳素血症. 实用中西医结合临床，2007，7（2）：65

抑乳调经方

柴胡 香附 白芍 当归各9g 枳实 川椒 仙茅各10g 炒山楂 女贞子各12g 山萸 黄精 川牛膝 生地各15g 炒麦芽30g

【用法】水煎服，每天 2 次，日 1 剂，1 个月为 1 个疗程，连服 1~3 个疗程。

【功效】滋补肝肾，疏肝解郁，敛乳，活血调经。

【适应证】**高催乳素血症（肝肾不足）**。症见：月经稀发，量少，甚则经闭，乳汁自溢，或挤出少量清稀乳汁，腰膝酸软，头晕目眩，少寐，面色晦暗，舌红，苔少，脉细弦。

【疗效】治疗 40 例，痊愈 15 例，有效 19 例，无效 6 例，总有效率 85%。

【来源】董淑君，蔡俊. 抑乳调经方治疗高催乳素血症 40 例. 陕西中医，2006，27（6）：683

消乳通闭汤

桃仁 白术 鸡内金 麦芽 淫羊藿 仙茅 枸杞子 菟丝子 枳实 熟地各15g 当归 赤芍 川芎 香附各10g 山楂 丹参各20g

【用法】水煎服，每天 2 次，日 1 剂，1 个月为 1 个疗程。

【功效】补益肾精，行气活血，消导化滞。

【适应证】**高催乳素血症（肾气不足，瘀血阻滞夹气血不足）**。症见：月经稀发，量少，甚则经闭，乳汁自溢或挤出少量清稀乳汁，腰膝酸软，头晕目眩，少寐，带下量多，面色晦暗，舌红或淡，苔薄，脉细弱或弦涩。

【疗效】治疗 41 例，治疗 3 个月。痊愈 29 例，有效 10 例，无效 2 例，总有效率 95.1%。

【来源】袁国辉，柳建华. 消乳通闭汤治疗高催乳素血症 41 例. 四川中医，2002，

20（1）：59

🌸 丹栀逍遥散加味

　　柴胡 12g　白芍 10g　当归 10g　白术 12g　茯苓 12g　丹皮 10g
焦栀 10g　生地 20g　炒麦芽 30g　香附 10g　熟地 12g　枸杞子 12g
淫羊藿 12g　紫河车粉（冲服）3g　山萸肉 12g

【用法】水煎服，每天 2 次，日 1 剂，连服 1 个月为 1 个疗程。

【功效】疏肝补肾，抑乳通经。

【适应证】**高催乳素血症（肾虚肝郁）**。症见：月经先后无定期，渐至经
闭不行，乳房胀痛，乳汁外溢或挤压而出，精神抑郁，胸闷胁胀，舌质淡红
或暗红，苔薄白，脉弦。

【疗效】治疗 32 例，治疗 3~6 个月。痊愈 13 例，有效 15 例，无效 4
例，总有效率 87.5%。

【来源】张炜，金季玲. 丹栀逍遥散联合心理疏导治疗高催乳素血症 32 例. 辽宁中
医药大学学报，2009，11（3）：111-112

🌸 利水化痰疏肝方

　　车前子（包）　炒白芍各 30g　大腹皮 12g　党参　茯苓各 15g
肉苁蓉 20g　黄连 6g　泽泻　胆南星　苍术　姜半夏　炒柴胡　郁金
生麦芽　生山楂　炙甘草各 10g

【用法】水煎服，每天 2 次，日 1 剂。

【功效】利水化痰疏肝。

【适应证】**高催乳素血症（痰湿肝郁）**。症见：月经不调，多为月经后
期，量少或闭经，乳汁溢出或挤压乳出，乳房胀痛，情志抑郁，心烦易怒，
善叹息，胸胁胀满，少腹胀痛，多伴形体肥胖，婚久不孕，口苦而干，口淡
黏腻，大便不爽，舌质淡红或黯红，苔薄白，脉弦或滑。

【疗效】治疗 56 例，治愈 32 例，有效 21 例，无效 3 例，总有效
率 94.6%。

【来源】吴心芳，李心琴. 利水化痰疏肝法治疗高泌乳素血症 56 例. 陕西中医，
2011，32（11）：1445-1446

疏肝调冲化痰汤

麦芽 60g 炒白芍 20g 当归 15g 僵蚕 香附 浙贝母 牛膝各 10g 炙甘草 5g 全蝎 2g

【用法】水煎服，饭前温服，每天 2 次，日 1 剂，发现怀孕者，立即停药，每 30 天复查血 PRL，恢复正常者改用隔日 1 剂，共治疗 3 个月。

【功效】疏肝养血，调理冲任，化痰熄风。

【适应证】**特发性高催乳素血症（肝郁痰阻）**。症见：不孕，月经稀发，经量少，甚则经闭，乳汁溢出或挤压乳出，乳房胀痛，情志抑郁，心烦易怒，善叹息，胸胁胀满，少腹胀痛，经期加重，多伴形体肥胖，口苦而干，口淡黏腻，大便不爽，舌质淡红或黯红，苔薄白，脉弦或滑。

【临证加减】治疗 1 个月后去全蝎；经前期倍当归，加益母草 20g、桃仁、红花各 10g；经后期加黑大豆 20g、龟板胶、鹿角胶各 10g；经间期加路路通、皂角刺各 10g；阴虚火旺者加玄参、生地各 10g；阳气亏虚者加党参、淫羊藿、菟丝子各 10g。

【疗效】治愈 30 例，显效 9 例，有效 6 例，无效 5 例，总有效率 90%。

【来源】许金珠，潘成平. 疏肝调冲化痰汤治疗特发性高催乳素血症 50 例. 浙江中医杂志，2009，44（11）：812

抑乳汤

柴胡 香附 荔枝核 橘核 白芍 山药 茯苓各 10g 生麦芽 50g 生甘草 5g

【用法】水煎服，每天 2 次，日 1 剂，于经前 15 日起服药，连服 15 日，连用 3 个月经周期为 1 个疗程。不孕者根据具体情况予促排卵、提高黄体功能及输卵管通液等治疗。

【功效】疏肝理气抑乳。

【适应证】**高催乳素血症（肝郁气滞）**。症见：月经延后，经量少，或闭经，经前乳房胀痛，有乳汁分泌，舌质淡红，苔薄，脉弦。

【临证加减】月经过少者，加当归 10g、鸡血藤 15g；闭经者，加桃仁 10g、益母草 15g。

【疗效】治疗 35 例，有效 32 例，无效 3 例，总有效率 91.2%。

【来源】奚社苗.自拟抑乳汤治疗高泌乳素血症 35 例.江西中医药,2004,35 (8):35

消乳方

炒麦芽 60g　当归　川芎　神曲各 10g　熟地 12g

【用法】水煎服,每天 2 次,日 1 剂,3 个月为一疗程。若月经来潮可暂停服药,待经后继服。

【功效】养血调经,消食回乳。

【适应证】**高催乳素血症（气血不足）**。症见:月经稀发,色淡量少,甚则闭经,乳汁自溢,或挤出少量乳汁,或头晕眼花,心悸,面色无华或萎黄,舌淡,苔白,脉细弱。

【临证加减】湿重加茯苓皮、桑白皮、薏苡仁、车前子等;气虚加黄芪;肾虚加枸杞子、菟丝子;有热者加半枝莲、黄芩;气郁者加柴胡、郁金。

【疗效】治疗 23 例,治愈 11 例,好转 9 例,无效 3 例,总有效率 86.79%。

【来源】周爱英.消乳方治疗高泌乳素血症 23 例.陕西中医,2001,(6):360

清肝散

丹皮 9g　栀子 9g　当归 9g　白芍 15g　柴胡 9g　茯苓 9g　白术 9g　甘草 6g　薄荷 6g　青皮　陈皮各 6g　生麦芽 60g

【用法】水煎服,每天 2 次,日 1 剂,经期停服,1 个月为 1 个疗程。

【功效】疏肝清热,健脾理气。

【适应证】**高催乳素血症（肝郁气滞）**。症见:月经先后无定期,渐至经闭不行,乳房胀痛有结节,乳汁外溢或挤压而出,精神抑郁,胸闷胁胀,舌质淡红或暗红,苔薄白,脉弦。

【疗效】治疗 50 例,1 个疗程结束后复查内分泌指标。痊愈 42 例,好转 6 例,无效 2 例,总有效率 96%。

【来源】张挺.自拟清肝散治疗高泌乳素血症 50 例.现代中医药,2003,(1):39

清肝降乳汤

生麦芽 60g　丹参　益母草各 30g　茯苓　当归　白芍　女贞子

旱莲草 川续断各15g 泽兰 白术 香附 淫羊藿各12g 丹皮 栀子 柴胡 川牛膝 陈皮各9g

【用法】水煎，饭前温服，每天2次，日1剂，1个月为1个疗程，连用1~3个疗程。

【功效】清肝解郁，补肾健脾敛乳，活血调经。

【适应证】**高催乳素血症（肾虚肝郁）**。症见：月经先后无定期，渐至经闭不行，乳房胀痛，乳汁外溢或挤压而出，精神抑郁，胸闷胁胀，舌质淡红或黯红，苔薄白，脉弦。

【疗效】治疗25例，显效19例，有效4例，无效2例，总有效率92%。

【来源】杨晓翡.清肝降乳汤治疗高泌乳素血症25例.四川中医，2001，19（3）：52

第十一节　未破裂卵泡黄素化综合征不孕

未破裂卵泡黄素化综合征（LUFS）是指卵泡生长至一定时期未破裂，无卵子排出，但内部发生黄素化。有双相BBT，血浆P水平增高及分泌期子宫内膜、宫颈黏液变稠等黄体化表现，而B超监测无排卵发生，腹腔镜检查未见排卵孔，是无排卵月经的一种特殊类型，也是女性不孕的原因之一。许多原因不明的不孕症由LUFS所致。

❀ 石英四川饮

紫石英30g 川椒1.5g 川芎6g 川续断30g 川牛膝 当归各15g 香附 鹿角霜各10g 淫羊藿12g 枸杞子 红花 白芍各9g 牡丹皮 肉桂各6g

【用法】水煎服，每天2次，日1剂，治疗3个月经周期为1个疗程。

【功效】温补肾阳，调理冲任。

【适应证】**黄素化不破裂卵泡综合征（肾虚血瘀）**。症见：婚久不孕，月经周期大致正常，经色淡黯，或夹有血块，经行腹痛，经前心烦易怒、乳房胀痛，腰酸乏力、小腹凉感，或气短乏力，面色苍白；舌淡或淡嫩，苔薄白，脉沉细或沉迟无力。

【临证加减】气短乏力，面色苍白、舌淡、脉虚细等气虚证明显者，加黄芪15g、人参6g；若畏寒肢冷、性欲淡漠、舌淡嫩、脉沉迟无力等阳虚证甚者，加仙茅6g、牡丹皮减至3g；若经前心烦易怒，乳房胀痛等肝郁证著者，加柴胡10g、生麦芽20g；若经血块多、痛经甚、舌紫暗或有瘀点瘀斑等血瘀证表现明显者，加失笑散9g。

【疗效】治疗30例，治疗2个疗程。治愈22例，显效5例，无效3例，总有效率90%。

【来源】董兆笋，谭华．石英四川饮加减治疗黄素化不破裂卵泡综合征30例．山东中医杂志，2002，21（12）：719

🪷 补阳还五汤加味

黄芪50g　赤芍30g　川芎　红花各10g　桃仁　菟丝子　肉苁蓉　当归　生地黄　熟地黄各15g　丹参20g

【用法】水煎服，每天2次，日1剂，行经期服4~7剂，经后期服7剂，真机期服4~6剂，经前期服7~10剂，每个月经周期为1个疗程，一般服4个疗程。

【功效】调补气血，填精益肾，祛瘀通络。

【适应证】卵泡未破裂黄素化综合征（肾虚血瘀）。症见：婚久不孕，月经周期大致正常，经色淡黯，经行腹痛，经前心烦易怒、乳房胀痛，腰酸乏力，小腹凉感，舌淡，苔薄白，脉沉细。

【临证加减】经前期（卵泡期）加黄精、女贞子、山茱萸各15g，阿胶（烊）10g；真机期（排卵期）加淫羊藿、茺蔚子、郁金、巴戟天、杜仲、炮穿山甲各10g，细辛、水蛭、蛰虫各5g；经后期（黄体期）加枸杞子、何首乌各10g，桑寄生、狗脊各15g；行经期加艾叶、益母草、续断牡丹皮各10g；有热加知母、黄柏各10g，车前草15g、蒲公英20g；脾虚加白术、山药各10g，党参、茯苓各15g。

【疗效】治疗23例，妊娠6例，有排卵反应5例，无效12例，总有效率48.8%。

【来源】张耀泉．补阳还五汤加减治疗卵泡未破裂黄素化综合征23例疗效观察．新

中医，2002，34（6）：23－24

促排汤

桃仁 红花 当归 赤芍 柴胡 三棱 莪术 枳壳 丹皮 淫羊藿各 15g 丹参 20g 大黄 6g 甘草 3g

【用法】水煎服，每天 2 次，日 1 剂，自月经第 10 天起连续监测卵泡，卵泡发育至 18～20mm 左右，连服 5 天。

【功效】温经活血。

【适应证】**卵泡破裂障碍不孕症（肾虚血瘀）**。症见：婚久不孕，月经周期大致正常或先后无定，经期延长，经色淡暗，经前心烦易怒、乳房胀痛。腰酸乏力，小腹凉感，舌淡，苔薄白，脉沉细。检查：BBT 呈双相型曲线；B 超监测显示卵泡增长、成熟，但无排卵现象。

【疗效】治疗 50 例，有效 37 例，无效 13 例，有效率 74%。

【来源】马素娟. 自拟促排汤治疗卵泡破裂障碍不孕症 50 例. 中医临床研究，2011，3（24）：82－83

升带汤

白术 30g 沙参 15g 石见穿 12g 党参 荸荠粉（可用马蹄罐头代之） 鳖甲 丹参 茯苓各 9g 肉桂 半夏 神曲各 3g

【用法】水煎服，饭前温服，每天 2 次，日 1 剂。B 超监测卵泡预排卵日期连续观察 2 天，无排卵发生，且有发育成熟的卵泡持续存在，或增大，可连续服上方 3～5 剂，1 个月为 1 个疗程。

【功效】温肾补督，益气健脾，通络散结。

【适应证】**卵泡未破裂黄素化综合征（精血虚寒）**。症见：婚久不孕，腰膝酸软，畏寒怕冷，经血色淡量少，经期经后小腹冷痛，大便溏薄，小便清长，舌淡胖，苔少，脉沉细无力。

【临证加减】肾阳虚较重者加鹿角霜 12g、紫石英 15g；气血虚弱者加紫河车（研粉、冲服）5g；偏于气滞者加生麦芽 12g、香附、通草各 9g。

【来源】史建辉，李国臣，王秀霞. 升带汤为主治疗卵泡未破裂黄素化综合征 40 例. 浙江中医杂志，2008，43（2）：98

补肾疏肝通络方

黄芪21g　熟地黄24g　菟丝子30g　川续断　淫羊藿　醋元胡
枸杞子　当归各12g　巴戟天　赤芍各9g　怀牛膝　桃仁　制香附各
10g　白芍15g

【用法】水煎服，每天2次，日1剂，于月经干净后开始服用，连服
10天。

【功效】补肾疏肝通络。

【适应证】**未破裂卵泡黄素化综合征（肾虚肝郁）**。症见：月经周期正常
或先后无定，量少色红，胸胁　乳房胀痛，心烦口干，舌质略红，少苔，脉
细滑。

【疗效】治疗32例，有效28例，无效4例，总有效率87.5%。

【来源】曹永贺，张树萍，崔丽娟. 中药治疗未破裂卵泡黄素化综合征32例. 河南
中医，2010，30（3）：275－276

少腹逐瘀汤加味

小茴香3g　干姜　五灵脂　元胡　肉桂各6g　川芎　蒲黄　赤芍
没药　当归　巴戟天　淫羊藿　菟丝子　枸杞子各9g

【用法】水煎服，每天2次，日1剂，于月经干净后服用，周期第9～11
天开始监测卵泡，当卵泡长至18～20mm时肌内注射HCG10000U促卵泡破
裂，卵泡破裂或黄素化后停药，如无卵泡发育则连续服用中药至行经，经净
后重复以上治疗。

【功效】活血化瘀，温肾益精。

【适应证】**黄素化卵泡未破综合征（肾虚血瘀）**。症见：婚久不孕，月
经周期正常，经行腹痛，量多，经色淡黯，经前烦躁失眠，或气短乏力，或
伴腰膝酸软，小腹冷痛，舌淡嫩，苔薄白，脉沉细或涩。

【临证加减】气虚者加党参10g、白术9g；肝郁者加柴胡12g、香附10g；
有包块者加三棱、莪术9g；血虚加熟地、丹参12g；阴虚者加女贞子、旱莲草
各10g。

【疗效】治疗30例，妊娠16例，妊娠率53.3%。

【来源】谢如锦. 中西医结合治疗子宫内膜异位症之黄素化卵泡未破综合征30例

．吉林中医药，2008，28（7）：504－505

补肾促排丸

菟丝子 100g　鹿角胶 40g　龟板胶 40g　熟地黄 60g　女贞子 60g　巴戟天 40g　牛膝 30g　党参 60g　黄芪 60g　王不留行 30g　路路通 30g　红花 30g　桃仁 30g　三棱 30g　莪术 30g　当归 60g　皂角刺 40g　桂枝 30g　白术 40g　茯苓 40g　川芎 30g　丹参 40g　甘草 30g

【用法】上药共研细末，加等量蜂蜜，制成蜜丸，每丸重 20g，每次 1 丸，每日 3 次，饭后服用，经期不停药。

【功效】补肾填精，调经促孕。

【适应证】**未破裂卵泡黄素化综合征（肾阳不足，气滞血瘀）**。症见：混久不孕，腰膝酸软，畏寒肢冷，经色淡或淡暗量少，经期小腹冷痛，舌淡胖，苔少，脉沉细或弦涩。

【疗效】治愈 18 例，显效 10 例，好转 3 例，无效 2 例，总有效率 93.94%。

【来源】张海燕，李海英，胡秀笼，等．补肾促排丸治疗未破裂卵泡黄素化综合征 33 例疗效观察．河北中医，2012，34（5）：676

补肾疏肝汤

菟丝子 30g　覆盆子 20g　熟地 10g　山萸肉 12g　首乌 20g　黄精 20g　紫河车 15g　鹿角片 15g　柴胡　香附各 15g　当归　白芍　陈皮各 10g

【用法】水煎服，每天 2 次，日 1 剂，每个月经周期第 5 天开始服药，连服 5 天为 1 个疗程，连续服用 3 个月经周期。

【功效】补肾疏肝，理气调经。

【适应证】**未破裂卵泡黄素化综合征（肾虚肝郁）**。症见：婚久不孕，月经不调，量多少不定，可伴头晕耳鸣，眼花心悸，腰腿酸软，小便清长或经前乳房胀痛，胸胁不舒，小腹胀满，精神抑郁，或烦躁易怒，舌淡白或红，苔薄，脉沉弦或沉细。

【临证加减】肾气虚，症见头晕耳鸣，腰膝酸软，精神倦怠，小便清长

不孕不育效验秘方

者，加人参6g、白术15g、茯苓10g、山药15g；肾阳虚，症见腰膝酸软，畏寒肢冷，夜尿多，性欲淡漠者，加淫羊藿15g、补骨脂、巴戟天、淫羊藿各10g；肾阴虚，症见腰膝酸软，五心烦热，失眠多梦，眼花心悸者，加旱莲草、女贞子各15g，当归、白芍各10g；血瘀型，症见经来腹痛，甚或呈进行性加剧，经色紫暗，有血块，舌紫暗，脉弦涩者，加当归、红花各10g，牛膝、桃仁各15g。

【疗效】治疗21例，痊愈14例，好转4例，无效3例，总有效率83.3%。

【来源】郭晶，夏阳．自拟补肾疏肝汤治疗肾虚肝郁型未破裂卵泡黄素化综合征21例．四川中医，2012，29（3）：97-98

🪷 益肾活血助孕方

熟地黄15g　菟丝子15g　枸杞子10g　女贞子15g　茺蔚子10g　淫羊藿10g　肉苁蓉15g　鹿角片10g　川续断10g　山萸肉10g　当归10g　黄芪20g　赤芍15g　香附10g　丹参10g　泽兰10g　红花10g　苏木10g

【用法】水煎服，每天2次，日1剂或隔日1剂，一般月经干净后服药，5~7剂后可加大用量，来经前5~7天停用此药，改服补血益气之品。

【功效】益肾活血助孕。

【适应证】**未破裂卵泡黄素化综合征（肾虚血瘀）**。症见：婚久不孕，月经周期正常或先后不定，经期延长，或经行腹痛，量多，经色淡黯，经前烦躁失眠，或伴腰膝酸软，小腹冷痛，舌淡嫩，苔薄白，脉沉细无力。B超监测提示无排卵。

【临证加减】伴肝郁气滞且经前乳胀者，加柴胡、八月札、郁金、绿萼梅、玫瑰花、青皮、川楝子等；伴心肝火旺且经前烦躁失眠者，加丹皮、炒栀子、龙胆草、夏枯草、夜交藤等；合并内异症且经行腹痛者，加桂枝、茯苓、三棱、莪术、土元、炮穿山甲、桃仁、大黄、九香虫等；合并盆腔炎者，加马齿苋、败酱草、红藤、二妙丸、连翘、虎杖、薏苡仁等；阴虚甚者，加鳖甲、制何首乌、玄参、麦冬等。成熟型（卵泡滞留型或持续长大型）LUFS用药，宜加桂枝、大黄、鸡血藤、怀牛膝、路路通、细辛、香附；早熟型（小卵泡黄素化型）LUFS，要分肾阳虚或阴虚型，肾阴虚宜加巴戟天、仙茅、

124

紫石英、肉桂等，肾阴虚宜加鳖甲、何首乌、玄参、生地黄等。

【来源】杨建宇．未破裂卵泡黄素化综合征验方．不孕不育诊疗学．北京：中医古籍出版社，2005

逍遥散加减

柴胡 当归 白芍 覆盆子 枸杞子各15g 茯苓 白术 杜仲各12g 菟丝子20g 甘草6g

【用法】水煎服，每天2次，日1剂，自月经周期第8天起，连服10剂，3个月经周期为一疗程。

【功效】疏肝解郁，补肾活血。

【适应证】未破裂卵泡黄素化综合征（肝气不疏，气滞血瘀）。症见：婚久不孕，月经周期大致正常，量少色红，经来乳房、少腹痛，时感腰酸，平素性情抑郁，胸胁不舒，喜太息，时感烦躁易怒，舌红，或舌边有瘀点，脉细弦。

【临证加减】小卵泡黄素化型加仙茅、淫羊藿、巴戟天各15g；卵泡滞留型和卵泡持续增大型加桃仁、红花各9g，三棱、莪术各10g，穿山甲15g。

【疗效】治疗15例，已恢复排卵12例，妊娠9例，无效（既未排卵又未妊娠）3例。

【来源】杜巧梅．逍遥散加减治疗未破裂卵泡黄素化综合征．光明中医，2009，(4)：693

温经通络排卵汤

桂枝10g 制附子 巴戟天 仙茅 香附 当归各12g 紫石英 熟地 菟丝子各15g 淫羊藿30g 红花6g

【用法】水煎服，每天2次，日1剂。

【功效】温经散寒，通络排卵。

【适应证】未破裂卵泡黄素化综合征（脾肾阳虚络瘀）。症见：形寒肢冷，小腹发凉或痛经得温则舒，月经量少或有块，色暗，溲清便溏，舌淡，苔薄白，脉沉细或沉迟无力。

【来源】李豪英．未破裂卵泡黄素化综合征临证通络八法．光明中医，2006，21

（10）：60

🪷 补肾益气化瘀方

当归 赤芍 熟地 白芍 菟丝子 白术 川续断各15g 茯苓 葛根 川牛膝各12g 红花10g 炙黄芪20g

【用法】水煎服，每天2次，日1剂。自月经周期的第10天起，连服10天，3个月经周期为一疗程。

【功效】补肾温阳，益气活血。

【适应证】**未破裂卵泡黄素化综合征（肾虚瘀滞胞宫）**。症见：婚久不孕，月经周期大致正常，经量少，经色淡黯，经行下腹部隐痛，舌淡嫩，苔薄白，脉沉细无力。

【临证加减】小卵泡未破裂黄素化型，加淫羊藿15g，山萸肉、制香附各12g；成熟卵泡未破裂黄素化型，加炮三甲粉6g，泽兰、鸡血藤各12g；其中PRL偏高，肝郁症状明显，加丹皮、钩藤、绿萼梅各12g。

【疗效】治疗30例，已恢复排卵28例，妊娠22例，无效2例。

【来源】宗岩．中医药治疗未破裂卵泡黄素化综合征30例临床观察．辽宁中医杂志，2008，（9）：1378

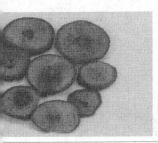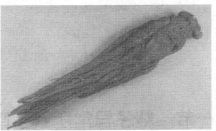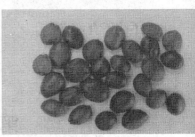

第二章

男性不育

　　根据 WHO 规定，育龄夫妻同居 1 年以上，性生活正常，未采取任何避孕措施，由于男方原因造成女方不孕者，称为男性不育。

　　男性不育的特征是性腺功能减退、精子质量下降或射精功能异常。随着人们物质生活水平的提高以及生活节奏加快产生的社会心理因素的影响，目前认为引起男性精液质量的下降与环境污染、不健康的生活方式及食品安全有关，且日渐引起每个人的警惕和全社会的普遍关注。

　　中医药治疗男性不育症的特点是以综合调治：药物治疗为主，运用大量的专方专药，予调肝补肾、活血化瘀、益肾固精、清热祛湿、疏通三焦等，往往疗效颇佳，费用低廉，且无明显副作用。

第一节　精子异常所致不育

生精功能障碍是除外由下丘脑－垂体疾病和男性生殖道梗阻引起的精子生成的障碍，为男性生育力下降的最常见类型，是不育症的主要原因。

一、少、弱精子症

根据 WHO 诊断标准（四版）：①夫妻同居 1 年，性生活正常，有意怀孕而末孕；②精子密度＜2000 万/ml；③配偶生殖功能无异常。凡同时符合上述 3 项者即诊断为少精子症。少精子症的病因很多，最常见的有睾丸炎症、睾丸外伤、隐睾、精索静脉曲张、受到毒品及放射线损伤等，其结果都是造成睾丸生精障碍。

弱精子症又称精子活力低下症，是指射精后 1 小时内精液检查，连续 3 次以上精液常规分析提示精子密度＞20×10^6/ml，但精子前向运动（a＋b）级＜50%，或快速直线前向运动的精子＜25%，或精子活率＜60%，以上三项具备 1 项即可确诊弱精症。弱精子症的病因主要有生殖道感染、精浆异常、性激素水平低下、精索静脉曲张及免疫性、内分泌疾病、药物、物理、环境、营养缺乏等。

❀ 生精汤 1 号

熟地黄　枸杞子　黄芪各 20g　生山药 30g　山茱萸　淫羊藿　菟丝子　巴戟天　覆盆子　龟板胶　党参各 15g

【用法】水煎服，每日 1 剂，连服 3~6 个月。

【功效】益气健脾，补肾生精。

【适应证】少精子症。

【临证加减】肾阳不足加鹿角胶、肉桂；肾阴不足加女贞子；早泄加生龙骨、生牡蛎、金樱子；精液不液化去山茱萸，改熟地黄为生地黄，加知母、黄柏、丹皮、赤芍、泽泻；有血精表现者可加知母、黄柏、茜草、旱莲草；

有精索静脉曲张者加丹参、桃仁、红花；精液中有白细胞者加赤芍、蒲公英、地丁。

【疗效】治疗35例，治愈12例（妊娠8例），有效15例，总有效率77%。

【来源】张涛. 生精汤1号治疗少精症35例观察. 现代中西医结合杂志，2002，11（8）：722－723

🪷 生精方

熟地黄15g　何首乌30g　紫河车3g　沙苑子30g　黄精15g　枸杞子15g　茯苓15g　淫羊藿10g

【用法】每日1剂，煎2次混和，分早晚服用，3个月为一疗程。

【功效】补肾生精，化湿行气。

【适应证】**少精子症。**

【临证加减】湿热偏重者加黄柏9g、龙胆草4g、蒲公英15g；肾阴虚偏重者加生地黄15g、龟板15g；肾阳偏虚者加巴戟天12g、菟丝子15g；瘀血偏重者加丹参15g、赤芍15g、益母草20g。

【疗效】对照组30例采用西药克罗米酚治疗，治疗组50例中有40例精液恢复正常，6例好转，有效率为92%；对照组有19例精液恢复正常，4例好转，有效率为76.7%，两组疗效有非常显著差异（$P < 0.01$）。随访半年，治疗组女方妊娠率为42%，对照组女方妊娠率为33.3%。

【来源】欧阳洪根，金冠羽，卢太坤. 生精方治疗少精子症50例临床研究. 实用中医内科杂志，2005，19（1）：79－80

🪷 增精散

南五味子50g　枸杞子110g　菟丝子90g　覆盆子80g　车前子70g　女贞子80g　制首乌100g　当归70g　淫羊藿90g　黄芪100g　锁阳70g　巴戟天80g

【用法】口服，1袋/次，每日3次。对照组：枸缘酸氯米芬口服，25～50mg/天，连用25天，停药5天。3个月为一疗程。

【功效】滋阴补肾、生精。

【适应证】少精子症。

【疗效】治疗组有效率达 92.33%，对照组 30 例有效率为 63.23%。

【来源】马静，李仕先，龙庆红．增精散治疗少精症 287 例．中国实验方剂学杂志，2008，14（1）：52

🪷 五子参仙汤

菟丝子 枸杞子 覆盆子 党参各 15g 车前子 五味子 淫羊藿 山药 当归 白芍各 10g 甘草 6g 蜈蚣 1 条

【用法】水煎服，每日 1 剂，1 个月为 1 个疗程，服用 2 个疗程。

【功效】滋阴壮阳，活血通络。

【适应证】少精子症。

【临证加减】肾阳虚者加巴戟天、肉苁蓉各 10g；肾阴虚者加龟板 10g；阳举无力者加炙蜂房 9g、阳起石 10g；下焦湿热者加蒲公英 15g、黄柏 10g；脾虚精子活动力弱者加白术 10g、并加重党参用量；兼有瘀滞者加红花 6g、桃仁 10g。

【疗效】治疗 68 例，总有效率 96.2%。

【来源】张丽仙，余恕仁．自拟五子参仙汤治疗精子减少不育症 68 例．安徽中医临床杂志，1998，10（6）：346

🪷 补肾益精方

菟丝子 20g 何首乌 肉苁蓉 熟地黄各 15g 枸杞子 丹参 丹皮 淫羊藿 巴戟天 锁阳 山茱萸 覆盆子 女贞子各 12g 桃仁 红花 海马 蛤蚧各 6g 鹿角胶 山药 龟板胶各 10g

【用法】水煎服，分早晚 2 次口服，每日 1 剂，服药 5~30 个月。

【功效】滋肾阴，补肾阳，活血通络。

【适应证】少精子症。

【临证加减】兼有肝胆湿热或下焦湿热者可先用龙胆泻肝汤或萆薢分清饮治疗；兼有高催乳素血症者合用柴胡、白芍、麦芽、甘草。

【疗效】痊愈 19 例，有效 2 例。

【来源】罗建辉．补肾益精方治疗重症少精子症 25 例．新中医，1997，（7）：43

归肾汤

熟地黄 16g 山茱萸 12g 枸杞 20g 菟丝子 淫羊藿各 30g 当归 丹参各 10g 何首乌 茯苓 山药各 15g 黄芪 18g

【用法】水煎服，分早晚 2 次口服，每日 1 剂，疗程 6 ~ 18 个月。

【功效】补肾生精。

【适应证】少精子症。

【临证加减】脾肾两虚去熟地黄、当归，加黄精；肝肾不足去茯苓，加女贞子、丹皮；肾虚兼见血瘀加重丹参量；湿热瘀阻去熟地黄、山茱萸、黄芪，加萆薢、车前子、黄柏；热重者加金银花、蒲公英；湿重者加瞿麦、萹蓄；气滞者加川楝子。

【疗效】显效 38 例，有效 14 例，总有效率 91.3%。

【来源】艾家才．归肾汤加减治疗少精子症 57 例．陕西中医，1999，(2)：56

益肾增精汤

人参 菟丝子 丹参 枸杞子 车前子各 12g 山药 肉苁蓉各 15g 何首乌 熟地黄 淫羊藿各 20g 鹿角胶 当归 五味子各 10g

【用法】水煎服，分早晚 2 次口服（温服），每日 1 剂。3 个月为一疗程，第一月服药 6 剂停药 1 天，后两月服药 3 剂停药 1 天。

【功效】益气补肾生精。

【适应证】少精子症。

【临证加减】肾阳虚加肉桂、巴戟天、川续断、海狗肾；肾阴虚加桑寄生、女贞子、山茱萸、合欢皮；气血两虚加黄芪、白术、白芍、炒枣仁；气滞血瘀加鸡血藤、丹皮、红花、穿山甲；肝经湿热加知母、黄柏、柴胡、龙胆草。

【疗效】治疗 2 个疗程。治愈 18 例，显效 16 例，好转 10 例，总有效率 95.7%。

【来源】刘艳芳，陈宝坤，王素君．益肾增精汤治疗精少不育症 46 例．山东中医杂志，2001，20 (11)：25 - 26

🪷 聚精汤

全当归10g　覆盆子20g　生白术10g　菟丝子30g　党参10g　茯苓10g

【用法】每日1剂，煎2次混和，分早晚服用，每次120ml，3个月为1个疗程。

【功效】补脾益肾生精。

【适应证】**少弱精子症（脾肾两虚，肾精不足）。**

【临证加减】大便溏薄，去当归；失眠，加远志10g；腰膝酸软，加川续断10～20g；小腹坠胀，加荔枝核10g；尿频，加车前子10g。

【疗效】治愈7例，有效19例，无效9例，总有效率达74.3%。

【来源】杨光，卞廷松，毛伟. 聚精汤治疗少精子症35例临床观察. 常州实用医学，2008，（3）：173

🪷 保精汤

葛花　薏苡仁　茯苓　山药　生地黄　熟地黄各15g　知母　黄柏　泽泻　丹皮　山茱萸　党参各10g

【用法】水煎服，每日1剂，疗程3～6个月。

【功效】健脾泻浊，滋肾保精。

【适应证】**酒精性精子减少症。**

【疗效】治愈46例，好转32例，总有效率95%。

【来源】陶志成. 自拟保精汤治疗酒精性精子减少症82例. 现代中西医结合杂志，2001，10（24）：2367

🪷 生精降雌方

枸杞子　菟丝子　金樱子　车前子　紫河车　当归各10g　熟地黄　肉苁蓉　何首乌　覆盆子　党参各15g　山药20g　露蜂房19g　苏子　白芥子　莱菔子各10g

【用法】每天1剂，早、晚各煎服1次，连续治疗3个月。

【功效】补肝肾，益精血。

【适应证】**男性少精子症伴雌二醇增高**。症见：肥胖、面部油腻、舌苔厚腻、体倦乏力、性欲减退、阳痿早泄、阴囊潮湿、口淡口黏、便干或便溏，可伴有原发性高血压、高脂血症、糖尿病等疾患。

【疗效】精子密度显度提高。

【来源】文双纶，张家才. 生精降雌方治疗少精子症伴雌二醇增高49例. 安徽中医学院学报，2009，28（3）：14－15

菟丝黄芪汤

　　黄芪30g　菟丝子15g　熟地黄20g　紫河车6g（研末冲服）　何首乌15g　黄精30g　沙苑子15g　枸杞子15g　淫羊藿15g

【用法】每天1剂，采用全自动中药煎药机煎煮，袋装，每剂2袋，每袋100ml，每次1袋，早晚餐后半小时温服。治疗3个月为一疗程。

【功效】补肾生精，滋补阴血，填精生髓。

【适应证】**男性少精子症（肾精亏虚型）**。

【疗效】治愈率为50.0%，总有效率为90.0%。

【来源】郭震兵，王征，卢太坤. 菟丝黄芪汤治疗肾精亏虚型少精子症30例临床观察. 新中医，2008，40（8）：14－15

活精种子汤

　　黄芪30g　山茱萸12g　菟丝子15g　枸杞子15g　肉苁蓉12g　桑椹30g　仙茅15g　淫羊藿30g　水蛭5g　鹿角胶15g　甘草10g

【用法】每天1剂，分2次服，4周为一疗程，治疗1~3个疗程。

【功效】气血双补，以血生精，滋阴补肾。

【适应证】**精子活力低下**。

【临证加减】阴虚火旺者去鹿角胶、仙茅、淫羊藿，加知母10g、黄柏15g、龟板胶15g、旱莲草30g、女贞子30g；有湿热者去鹿角胶、淫羊藿、仙茅，加茯苓30g、败酱草30g；精索静脉曲张者，加紫丹参30g、赤芍12g、参三七10g（分2次用中药送服）。

【疗效】怀孕61例，治愈82例，有效14例，无效11例，总有效率为 93.4%。

【来源】何益新. 活精种子汤治疗精子活力低下不育症 168 例临床观察. 江西中医药, 2003, 34 (9): 28

❀ 补肾疏肝方

淫羊藿 30g　熟地黄 30g　枸杞子 15g　黄精 15g　何首乌 15g　柴胡 10g　佛手 10g

【用法】水煎 2 次, 共取汁 300ml, 早晚各服 150ml, 90 天为一疗程。

【功效】壮阳滋阴, 填精补髓, 疏肝理气。

【适应证】弱精子症。

【疗效】显效 8 例, 有效 24 例, 无效 8 例, 总有效率为 80%; 与治疗前相比, a 级、b 级精子、精子活率均明显改善, 且有显著性差异 ($P < 0.05$)。

【来源】庄天衢. 补肾疏肝法治疗弱精子症 40 例临床观察. 湖南中医药导报, 2002, 8 (12): 763

❀ 补脾益肾方

人参 10g　熟地 15g　菟丝子 30g　淫羊藿 15g　当归 15g　怀山药 21g　肉苁蓉 18g　山萸肉 24g　首乌 15g　鹿角胶 10g　茯苓 15g　枸杞子 15g　丹参 15g

【用法】每日 1 剂, 水煎, 早晚分 2 次温服, 3 个月为一疗程。

【功效】补脾益肾。

【适应证】弱精子症。

【临证加减】肝气郁结加柴胡、白芍; 偏肾阳虚加制附子、肉桂; 偏肾阴虚加麦冬、知母、女贞子; 兼下焦湿热加苍术、车前子; 兼血瘀加桃仁、红花、赤芍、川牛膝; 遗精加金樱子、五味子。

【疗效】治疗组 32 例, 总有效率 84.38%; 对照组 16 例, 总有效率 62.5%, 两组比较总有效率有显著性差异 ($P < 0.05$)。

【来源】李忠敏. 补脾益气法治疗弱精子症. 医药论坛杂志, 2007, (13): 100

❀ 五味消毒饮加味

金银花 15g　菊花 10g　蒲公英 20g　紫花地丁 15g　丹参 25g　黄

芩 12g　牛蒡子 15g　制大黄 3g　甘草 3g

【用法】水煎，分早晚 2 次口服（温服），每日 1 剂。

【功效】清热解毒。

【适应证】**弱精子症。**

【临证加减】阳虚者去金银花、菊花、黄芩，加淫羊藿 10g、巴戟天 10g；肾阴虚者加女贞子 10g、旱莲草 10g；遗精加金樱子 10g、芡实 10g、五味子 5g

【疗效】治愈 21 例，有效 17 例，无效 5 例，总有效率 88.4%。

【来源】高洪寿，许志良．五味消毒饮加味治疗男性弱精子症．中国男科学杂志，2001，15（4）：281

益肾活血方

何首乌　枸杞子　黄精　沙苑子　五味子　当归　丹参　淫羊藿黄芪各 15g

【用法】水煎，分早晚 2 次口服（温服），每日 1 剂，3 个月为一疗程。

【功效】补肾益精，活血化瘀。

【适应证】**男性不育弱精子症。**

【疗效】显效 28 例，有效 8 例，无效 5 例，总有效率 87.8%。

【来源】黄晨昕，夏于芳．益肾活血方治疗弱精子症 41 例临床观察．江苏中医药，2007，39（2）：37

补肾升精汤

党参　白术　枸杞　女贞子　川续断　桑寄生　菟丝子　杜仲淫羊藿　巴戟天　鹿角胶各 10g　旱莲草 15g　甘草 5g

【用法】水煎，分早晚 2 次口服（温服），每日 1 剂。

【功效】健脾补肾生精。

【适应证】**少弱精子症。**

【临证加减】精液中有白细胞加金银花、知母、黄柏清热消炎；腰脊酸软者加狗脊、补骨脂。

【疗效】用药 10～360 剂以上，治愈 83 例，显效 17 例。

【来源】王桂枝，翟凤霞，王磊．补肾升精汤治疗精子数少、活动率差 126 例．光明

中医，2002，17（5）：59

🌸 活血益精汤

生黄芪 18g 山茱萸 15g 枸杞子 10g 菟丝子 10g 五味子 6g
赤芍 白芍各 15g 肉苁蓉 20g 怀牛膝 15g 熟地黄 18g 当归 12g
红花 10g 陈皮 12g 丹参 15g 川芎 10g

【用法】水煎，分早晚 2 次温服，每日 1 剂。3 个月为一疗程。

【功效】补气益肾，活血生精。

【适应证】**弱精子症（肾气不足、精脉瘀阻型）。**

【临证加减】睾丸隐痛加橘核 10g、川楝子 10g；腰酸痛加桑寄生 10g、续断 10g。

【疗效】2 个疗程后统计疗效。治愈 21 例，显效 10 例，无效 5 例，总有效率 86.11%。

【来源】刘锦森．活血益精汤治疗弱精子症 36 例．河北中药，2011，（2）：254

🌸 益气补血方

当归 10g 黄芪 20g 菟丝子 10g 枸杞子 10g 覆盆子 10g 车前子 10g 甘草 6g

【用法】日 1 剂，水煎分 2 次口服。27 例对照治疗，用维生素 C100mg，每日 3 次口服。

【功效】益气补血，温肾补虚。

【适应证】**弱精子症（气血两虚）。**

【疗效】治疗 81 例，显效 62 例，有效 16 例，无效 3 例，总有效率 96.3%。对照组显效 9 例，有效 10 例，无效 8 例，总有效率 70.4%。

【来源】刘静云．益气补血法治疗活动精子百分率低下 81 例临床观察．河北中医，2009，31（3）：461

🌸 补肾生精汤

鹿角胶 6g 巴戟天 30g 肉苁蓉 15g 肉桂 6g 熟地黄 15g 山茱萸 15g 菟丝子 20g 五味子 10g 覆盆子 15g 桑螵蛸 10g 茯苓 15g

苍术 10g　山药 15g

【用法】每日 1 剂，水煎 2 次取汁 400ml，分早、晚 2 次服。1 个月为一疗程，治疗第 1、3 个疗程后停药 2～3 天。治疗期间嘱患者戒烟酒。

【功效】温补肾阳，补肾生精，滋阴健脾。

【适应证】**少、弱精子症。**

【疗效】30 例患者，显效 8 例，有效 19 例，无效 3 例，总有效率 90.0%。

【来源】张国锋，王彩霞，李朋，等.补肾生精汤对少弱精子症患者精液质量的影响.河北中医，2012，34（3）：414－415

🪷 补中益气汤加减

黄芪　菟丝子各 30g　红参（另炖）　陈皮各 10g　升麻　柴胡各 6g　淫羊藿　枸杞子　茯苓　女贞子　黄精各 15g　炒白术　仙茅　当归　续断各 12g

【用法】每天 1 剂，水煎服，1 个月为一疗程。

【功效】补中益气，温肾填精。

【适应证】**少精弱精症（脾气虚弱型）**

【疗效】本例收效显著。

【来源】马传武.补中益气汤临床应用举隅.新中医，2008，40（8）：86

🪷 疏肝生精方

菟丝子 15g　生地 10g　枸杞子 15g　何首乌 10g　柴胡 10g　白芍 20g　枳壳 10g　香附 10g　蛇床子 10g　郁金 10g　蜈蚣 2 条　五味子 10g　沙苑子 15g　车前子 10g

【用法】水煎服，每日 1 剂，25 天为一疗程。

【功效】疏肝生精。

【适应证】**少弱精子症（肾虚肝瘀）。**

【疗效】共连续观察 3 个疗程，服药期间女方妊娠则停止用药。治愈 71 例，显效 62 例，有效 23 例，无效 33 例，总有效率 82.5%。

【来源】于月莲.少弱精子症的中医药辨证治疗效果观察.河南科技大学学报（医

学版)，2009，27（3）：213－214

益精补元汤

熟地黄 15g　山茱萸 15g　枸杞子 15g　泽泻 6g　覆盆子 15g　菟丝子 20g　牡丹皮 10g　车前子 15g　巴戟天 15g　肉苁蓉 10g　淫羊藿 15g　穿山甲 10g

【用法】日 1 剂，水煎 2 次取汁 300ml 分早晚 2 次服。

【功效】补肾阴，补肾阳，利湿通阳，活血通络。

【适应证】**少弱精子症（肾阳亏损，阳损及阴）。**

【疗效】治疗组 100 例，显效 46 例，有效 47 例，无效 7 例，总有效率 93%。

【来源】王红全，裴鲜玲，张爱英，等. 益精补元汤治疗少弱精子症 100 例临床观察. 河北中医，2010，（10）：1531

补肾益精汤

黄花倒水莲 20g　蛤蚧 15g　淫羊藿 15g　巴戟天 10g　山萸肉 10g　枸杞子 15g　菟丝子 10g　女贞子 10g　旱莲草 15g　覆盆子 10g　天门冬 10g　牛膝 10g　茯苓 15g　灯心草 3g

【用法】1 剂/天，水煎服，1 个月为一疗程。

【功效】阴阳并补，肝肾同治，滋肾化源，添精助育。

【适应证】**男性少弱精子症（肾精不足型）。**

【疗效】治疗 80 例，共观察 3 个疗程。痊愈 25 例，显效 27 例，有效 19 例，无效 9 例，总有效率 88.75%。

【来源】覃兆伟. 补肾益精汤治疗肾精不足型少弱精子症的临床研究. 西部中医药，2011，24（7）：5

生精汤

熟地　山萸肉　肉苁蓉　巴戟天各 10g　菟丝子　当归　茯苓各 15g　韭子　山药　淫羊藿各 15g　枸杞子　黄芪各 20g　紫河车 10g（冲服）。

【用法】上药 1 剂/日，水煎 3 次，合液分 2 次温服。30 天为一疗程，连续服用 3 个疗程，同时嘱患者禁烟酒。

【功效】生精气，温阳气，充血气，健脾胃。

【适应证】**男性少弱精症。**

【临证加减】伴阴虚火旺者，加盐黄柏 10g、盐知母 15g、生地 15g；伴湿热下注者，加黄柏 15g、车前子 15g、苍术 15g；伴气虚脾弱者，加黄芪 30g、白术 10g；伴血瘀阻滞者，加丹参 15g、王不留行 15g、川牛膝 15g；伴失眠多梦者，加酸枣仁 30g、远志 15g、五味子 15g；伴食欲不振者，加焦三仙各 15g、莱菔子 30g、陈皮 15g；伴阳虚阳痿者，加制附子 10g（先煎）、肉桂 6g、淫羊藿 15g。

【疗效】治疗 90 例，治愈 52 例，有效 32 例，无效 6 例，总效率 93.3%。

【来源】杨德放. 自拟生精汤治疗男性少弱精子症 90 例. 现代中医药，2008，28（3）：33

通补奇经方

补骨脂 15g　骨碎补 15g　巴戟天 15g　淫羊藿 15g　杜仲 15g　党参 12g　生黄芪 30g　当归 15g　覆盆子 15g　菟丝子 15g　枸杞子 15g　丹参 15g　香附 10g　乌药 10g　海马 2g（另吞服）

【用法】水煎 2 次分服，1 剂/天，治疗 3 个月为一疗程。

【功效】填精壮阳，辛通瘀滞。

【适应证】**男性弱精子症。**

【疗效】痊愈 25 例，显效 13 例，有效 8 例，无效 4 例，总有效率 92%。

【来源】金方. 通补奇经方治疗男性弱精子症 50 例. 浙江中医药大学学报，2012，（4）：405

贾氏生精汤

黄狗脊 3g（冲服）　鹿茸 3g（冲服）　菟丝子 15g　肉苁蓉 15g　巴戟天 15g　淫羊藿 15g　川续断 15g　熟地黄 15g　当归 15g　枸杞子 10g

【用法】水煎，分早晚 2 次口服（温服），每日 1 剂，28 天为一疗程。

【功效】补肾助阳。

【适应证】**少弱畸形精子症。**

【临证加减】阳虚寒凝，症见阴囊冷感，畏寒肢冷，舌淡苔薄白，脉沉迟者加小茴香 8g、肉桂 6g、仙茅 10g；脾虚湿困，症见脘腹痞满，纳呆，小便不利，舌淡苔白，脉沉缓者加党参 20g、白术 15g、乌药 10g；阴虚火旺，症见多梦遗精，阳事易举，头晕耳鸣，五心烦热，舌红苔黄或少苔，脉细数者加牡丹皮 10g、生地黄 15g、黄柏 10g；肝胆湿热，症见阴部潮湿，口苦，尿黄或不利，舌红苔黄，脉弦数者加龙胆草 12g、栀子 10g、泽泻 10g；瘀血停滞，症见会阴部胀痛，腰酸乏力，舌有瘀点或瘀斑，脉涩者加桃仁 10g、红花 10g、泽兰 12g。

【疗效】治愈 121 例，好转 36 例，无效 2 例。

【来源】贾长文. 生精汤治疗少弱畸形精子症 159 例. 河南中医学院学报，2003，18（1）：65

加味五子衍宗丸

菟丝子 30g　枸杞子 30g　覆盆子 15g　淫羊藿 15g　车前子 10g　黄芪 10g　党参 10g　白术 10g　当归 10g　熟地黄 10g　山药 10g　山茱萸 6g　五味子 6g

【用法】以上药物用清水浸泡 1~2 小时，武火煎沸后改用文火继煎 40~60 分钟，连煎 2 次，共滤药液 600~800ml，早晚 2 次温服。每日 1 剂，21 天为一疗程。

【功效】健脾补肾，益气养血，滋阴壮阳，生精强肾。

【适应证】**少精、弱精、精子畸形及性功能障碍。**

【临证加减】以精子活动率低、活动力差为主，有气虚表现重用黄芪 20~30g、党参 15g、白术 15g；血虚重用当归 15g，加阿胶 10g；阳虚加附子 6g；阴虚加知母 10g、麦冬 10g、何首乌 10g。

【疗效】治愈 111 例（其中 1 个疗程治愈 5 例，2 个疗程治愈 14 例，3 个疗程治愈 46 例，4 个疗程治愈 39 例，5 个疗程治愈 7 例），显效 18 例，有效 12 例，无效 12 例，总有效率为 92.16%。

【来源】徐吉祥. 加味五子衍宗丸治疗男性不育症 153 例. 山东中医杂志，2003，（3）：160

育子汤

菟丝子15g　复盆子15g　枸杞子15g　五味子10g　车前子10g　蛇床子15g　黄芪30g　首乌30g　熟地10g　山药10g　茯苓10g　枣皮10g　丹皮10g　泽泻10g　麦冬10g　黄柏10g

【用法】煎剂，一日2次，连服1~2个月。

【功效】补肾益精，扶阳固涩，填精益髓，收敛精气。

【适应证】**特发性精子活力低下症、少弱精症。**

【临证加减】若偏于成活率低者，加肉苁蓉、巴戟天以壮阳生精；若偏于活动力低者加太子参、白术、苍术以补气祛湿助精；若偏于精子量少，加女贞子、旱莲草养阴生精；若镜下有白细胞者，加知母、土茯苓等清热解毒。

【疗效】治疗200例，痊愈140例，有效54例，无效6例，总有效率97%。

【来源】王青，吴伟. 育子汤治疗混合性精子异常200例临床观察. 男科医学，2005，(9)：26

六七衍嗣丸

黄芪180g　当归　韭菜籽　沙苑子　肉苁蓉　淫羊藿各120g　熟地　枸杞子　菟丝子各240g　生山药200g　覆盆子160g　胎盘粉100g

【用法】由制剂室生产成蜜丸，每丸9g重，每次1丸，日3次，口服。连服1个月为一疗程，每月查1次精液，3个疗程后观察疗效。对照组给用克罗米芬50mg/天，口服，疗程同治疗组。

【功效】补肾填精，固本培元。

【适应证】**特发性少精症（无明显症状者）。**症见：腰膝酸软，神疲乏力，畏寒肢冷，性功能下降，阳痿早泄，遗精滑精，夜尿频多，舌淡红，苔白，脉沉细。

【疗效】治愈76例，有效35例，无效9例，总有效率92.5%；对照组治愈23例，有效18例，无效19例，总有效率68.33%。两组总有效率有非常显著差异（$P < 0.01$）。

【来源】李景良. 六七衍嗣丸治疗特发性少精症120例. 四川中医，2004，(2)：52

🪷 生精活力汤

黄芪25g　党参　薏苡仁　黄精　菟丝子　枸杞子各15g　茯苓
怀牛膝　怀山药各12g　沙苑子　熟地黄　淫羊藿　紫河车　何首乌
车前子各10g

【用法】水煎，分早晚2次口服（温服），每日1剂。

【功效】滋肾化源，添精助育。

【适应证】**男性不育少精、弱精症**。症见：神疲乏力，气短懒言，纳呆，
便溏，腰膝酸软，遗精，舌淡胖苔白，脉细弱。

【临证加减】湿热甚者去熟地、何首乌，加苍术、川厚朴各10g；血瘀甚
者加丹参、益母草各10g。

【疗效】治愈120例，总有效率87.6%。

【来源】刘长振. 生精活力汤治疗少精弱精性不育120例. 陕西中医, 2006,
(8)：963

🪷 地黄益精方

熟地黄32g　黄芪　山药　巴戟天各16g　补骨脂　五味子　菟丝
子　枸杞子各12g　淫羊藿　桑螵蛸　红参　蛇床子各8g　鹿茸4g
蜈蚣3条

【用法】水煎，改小火再煮沸30分钟，取液约200ml；两煎药汁混合后，
分早晚2次口服（温服），每日1剂。

【功效】温肾阳，补肾阴。

【适应证】**男性不育少精、弱精症**。症见：腰膝酸软，畏寒肢冷，失眠多
梦，滑精、早泄，尿后滴沥不尽，小便次数多，听力减退，气短，四肢不温，
脉细弱。

【疗效】精液量、精子密度及精子活动力均明显改善（$P < 0.05$ 或
0.01）。

【来源】樊士申. 地黄益精方治疗少精、弱精症138例. 新中医, 2007, (5)：62

🪷 加味金匮肾气丸

附子6g　肉桂9g　熟地15g　山萸肉18g　山药21g　茯苓15g

泽泻 12g　丹皮 10g　黄芪 30g　当归 15g　鹿角胶 10g　淫羊藿 15g

制黄精 18g　五味子 12g　川牛膝 12g

【用法】每日 1 剂，煎 2 次混和，分早晚服用，3 个月为一疗程。

【功效】补肾壮阳。

【适应证】**少弱精子症。**

【临证加减】湿热明显者加知母、黄柏；湿盛者加砂仁、车前子。

【疗效】治疗 60 例，总有效率 88.1%。

【来源】曹永贺，郭学军，程远钊. 加味金匮肾气丸治疗少弱精子不育症. 医药论坛杂志，2007，28（22）：74

🌸 鱼鳔生精汤

鱼鳔胶粉　枸杞子各 12g　沙苑子　党参　淫羊藿各 20g　黄狗肾粉 3g　菟丝子　杜仲各 15g　山药 25g　覆盆子 10g　甘草 9g

【用法】水煎，分早晚 2 次口服（温服），每日 1 剂。1~2 个疗程（3~6 个月）。

【功效】补肾生精。

【适应证】**少精症、精子活力低下。**

【临证加减】肾阳虚型加鹿茸 20g，海马、肉桂各 5g，巴戟天 12g；肾阴虚型加鹿角胶、鳖甲各 20g，女贞子、熟地黄、黄精各 15g；湿热下注型加玄参、金银花各 20g，鱼腥草 30g，蚤休、黄柏各 10g；气滞血瘀型加桃仁、红花、穿山甲各 10g，川芎、荔枝核各 12g。

【疗效】治疗 986 例，少精症 213 例，精子活力低下 296 例，二者兼有 477 例。治愈 508 例，显效 312 例，有效 104 例，总有效率 93.7%。

【来源】王安甫. 自拟鱼鳔生精汤治疗少精症和精子活力低的临床观察. 新疆中医药，1999，（1）：20

🌸 生精助育汤

淫羊藿　熟地黄　制何首乌各 30g　山药　菟丝子　枸杞子　黄芪　当归各 15g　山茱萸　丹皮　茯苓各 10g　泽泻 12g

【用法】水煎，分早晚 2 次口服（温服），每日 1 剂，配合克罗米酚

50mg/天。

【功效】补肾生精。

【适应证】少、弱精子症。

【临证加减】精子过少加重熟地黄、枸杞用量；精子成活率低加重淫羊藿、黄芪用量，并加入仙茅、巴戟天、蛤蚧等。

【疗效】治疗73例，妊娠38例，精子密度和活力改善43例，较单用克罗米酚组或单用生精助育汤组有显著性差异（$P < 0.05$）。

【来源】许崇伟，丁明青，丁志勇. 生精助育汤配合枸橼酸克罗米酚治疗少弱精症. 中国中医药信息杂志，2000，(6)：69

❀ 马氏生精汤

菟丝子 枸杞子 覆盆子 熟地黄 何首乌 龟板胶（烊） 鹿角胶（烊） 仙茅 党参 黄芪 丹参各15g 淫羊藿20g 益智仁 五味子 车前子 蒺藜各12g 醋柴胡9g

【用法】每天1剂，水煎2次，取汁400ml，分早晚2次温服。按正常的生精周期，共治疗90天。服上述药物治疗前，停止任何药物治疗3月，戒除烟酒。

【功效】补肾填精，温阳补气，疏肝活血。

【适应证】少、弱精子症。

【疗效】治愈48例，显效21例，有效19例，无效5例，总有效率为94.62%。

【来源】马友全，白锋，袁阳. 生精汤治疗少、弱精子症93例疗效观察. 新中医，2005，37（3）：52

二、无精子症

无精子症是指性交时所射精液在显微镜检查下发现无精子，其因不外精子生成障碍、产生精子或输精管道阻塞而精子不能排出两大类型。若禁欲2~7天，隔周复查2次（共查3次），排除干扰因素均无精子方可确认为无精子症。无精子症是不育症中最难治疗的一种病证，只有少数可以治愈。

聚精汤

熟地 12g　沙苑子 10g　枸杞子 12g　紫河车 12g　黄芪 15g　党参 15g　制首乌 15g　山萸肉 12g　菟丝子 15g　鹿角胶 12g　甘草 5g　当归 12g　黄精 15g　淫羊藿 15g

【用法】水煎服，每日 1 剂。

【功效】补肾生精。

【适应证】**无精子症**。症见：性欲低下，头晕耳鸣，神疲乏力，腰脊酸楚，失眠心悸。脉细，舌淡红苔薄白。

【疗效】疗效满意。

【来源】李立凯 . 无精子症的辨证施治 . 实用中医内科杂志，2002，（2）：80

淫羊藿煲羊肾汤

淫羊藿 30g（米酒浸一夜，拌姜汁炒黄）　羊肾一对（切开去中心白脂）

【用法】加水 500ml，米醋 10ml，少许食盐，慢火煮沸 50 分钟，每日 1 剂，分早晚内服，30 剂为一疗程。

【功效】补肾生精，温寒止痛。

【适应证】**男性不育无精子症。**

【疗效】无精子症 12 例，死精子症 10 例，检测指标明显改善。

【来源】周锋南 . 淫羊藿治疗无精子症 . 中医杂志，1999，（12）：710

化瘀填精汤

三棱　莪术各 40g　王不留行 12g　黄芪　当归　熟地　桑寄生各 30g

【用法】水煎，分早晚 2 次口服（温服），每日 1 剂，服药 60 天复查 1 次精液常规。

【功效】化瘀，益气，填精。

【适应证】**炎症梗阻性无精子症（气滞血瘀，精道阻滞）。**

【疗效】治愈 10 例，显效 7 例，有效 18 例，无效 11 例，总有效率

76.09%。治愈患者和有效患者一般都在服药80~100剂之间。

【来源】赵广安,张宗圣. 化瘀填精汤治疗炎症性梗阻性无精子症46例. 北京中医,1998,(1):44

🪷 红白皂龙汤

红花15g　白毛夏枯草30g　皂角刺10g　地龙12g　泽兰10g　车前15g　泽泻15g

【用法】水煎,分早晚2次口服(温服),每日1剂,20天为1个疗程。

【功效】清热利湿解毒,活血化瘀通络。

【适应证】无精子症。

【临证加减】湿热明显者,加金银花25g、蒲公英15g、黄柏10g、黄芩10g;湿热不显者,加川牛膝15g、香附15g、赤芍15g。

【疗效】经过1~3个疗程,痊愈50例,好转4例,无效2例,总有效率为96.4%。

【来源】金义. 红白皂龙汤治疗无精子症56例. 中国中医药科技,1998,(3):143

🪷 四君生精汤

人参20g　茯苓15g　白术15g　甘草5g　熟地黄50g　山药10g　白芍10g　枸杞子25g　当归30g　附子10g　泽泻10g　柴胡10g　牡丹皮10g

【用法】每剂日煎2次,取汁约500ml,分2次饭后服。每个疗程30天,一般服药1~3个疗程。治疗期间忌酒和辛辣之品,停用其他任何治疗本病的药物。

【功效】补气健脾,滋肾养肝。

【适应证】无精子症。

【临证加减】少腹胀痛者加元胡12g、白芷12g;腰膝酸软者加杜仲12g、牛膝12g;气虚明显加黄芪30g;肝肾阴亏、相火炽盛者加龟板24g、牡蛎30g;心肾不交、肝虚火盛者加酸枣仁24g、炒柏子仁9g、钩藤9g、生龙齿9g、胆南星9g。

【疗效】显效62例,有效18例,无效6例,总有效率为93.02%。

【来源】韩晓峰. 自拟四君生精汤治疗无精子症疗效观察. 卫生职业教育, 2005,（8）: 57

生精汤

半枝莲 20g　僵蚕 15g　急性子 12g　水蛭 5g　路路通 9g　王不留行 15g　蜈蚣 2g　羊睾丸 1 具（盐卤）　赤芍 9g　枳实 10g　柴胡 9g　桃仁 10g　穿山甲 15g　牛膝 10g　皂角刺 10g　三棱 10g　莪术 10g　枸杞子 15g

【用法】水煎服，每日 1 剂，早晚空腹服药。

【功效】活血通络，散结通利。

【适应证】无精子症。

【临证加减】肾阴虚者加熟地黄 15g、山茱萸 10g、女贞子 10g、知母 10g、龟板胶 15g；肾阳虚者加附子 10g、淫羊藿 15g、巴戟天 15g、鹿角胶 15g；脾虚者加白术 15g、茯苓 15g；有遗精早泄症状者加金樱子 10g、芡实 10g；湿热下注明显者加龙胆草 6g、黄芩 8g。

【疗效】治愈 31 例，无效 5 例，治愈率 86%，其中女方妊娠 18 例。

【来源】胡秉德. 自拟生精汤治疗无精症 36 例. 吉林中医药, 2004,（9）: 35

活血化瘀通络汤

桃仁　红花各 12g　丹参　路路通　王不留行各 25g　皂角刺　刘寄奴　炒穿山甲各 10g　川牛膝 15g　水蛭 6g　当归 15g　川芎　甘草各 12g

【用法】每日 1 剂，水煎早晚分服，连服 6 个月。

【功效】活血化瘀通络。

【适应证】无精子症（精道瘀阻型）。

【疗效】总有效率 66.32%。

【来源】马存亮. 活血化瘀通络汤治疗精道瘀阻型无精子症. 中医药学刊, 2006,（6）: 1164

五子衍宗丸加减

菟丝子　枸杞子　覆盆子各 20g　五味子　何首乌　淫羊藿各 15g

熟地黄　巴戟天各 10g　蜈蚣 2 条（研末吞服）　炙甘草 3g

【用法】水煎服，每天 2 次，每日 1 剂，20 天为 1 个疗程。

【功效】补肾益精，活血通精。

【适应证】**梗阻性无精症（肾虚精亏型）**。症见：精液中无精子，久婚不育，久治不愈。伴腰膝酸软，头晕耳鸣，小便清长，夜尿多，少腹、会阴部不适或疼痛，射精时茎中刺痛。舌暗红或紫，脉沉细涩。

【疗效】1 例 2 个疗程后治愈。

【来源】司玉军，雷雯，赵怀琮，等．五子衍宗丸在精液病中的应用．河南中医，2003，(2)：58

🌸 补肾生精散加减

菟丝子 15g　枸杞子 15g　韭菜子 15g　金樱子 15g　阿胶 12g　鹿角胶 30g　狗骨 30g　天麻 10g　远志肉 10g　石菖蒲 10g　炒白术 15g　秦艽 10g　木瓜 20g　鸡内金 30g

【用法】每日 3 次，每次 20g；对照组：安雄 50mg，每日 1 次，连服 2 个疗程，每个疗程 3 个月。

【功效】补益气血，疏肝解郁，清热利湿，活血化瘀。

【适应证】**梗阻性无精症**。

【疗效】治疗组 13 例中，肾虚型 7 例，气血瘀阻型 2 例，痰郁湿热型 2 例，肝郁脾虚型 2 例。总有效率 88.5%。对照组 9 例单纯口服西药，总有效率 45%，比较有显著性差异（$P < 0.05$）。

【来源】訾红霞，朱庆国，刘湘芸．无精症的辨证论治体会．内蒙古中医药，2004，(6)：6

三、死精子过多症

精子在睾丸曲细精管形成之后，尽管形态正常，但不具有运动能力，只有进入附睾内停留孵育后，才具有运动和与卵子结合受精的能力。成熟的精子需要充足的氧气和营养物质进行代谢，需要有良好的环境才能生存，才能具有活力。如果男性生殖器官有炎症时，则使精子活力减少，不活动甚至死亡。连续 3 次以上精液检查，精子活率 <60%，或死精子 >40%，其形态与数量可无明显异常，则称死精子过多症，简称死精子症，是男性不育症的重要原因之一，占 10% 左右。患者无任何症状，仅婚后不育而去医院精液化验检查诊断为死精子过多症，亦有人出现腰酸，性欲减退，神疲无力等。引起死精子症的原因，除了生精功能障碍之外，与精子所处的微环境异常（如放射物质，化疗药物，高温环境，慢性消耗性疾病，营养不良，微量元素缺乏，饮食污染及精囊、附睾、前列腺等炎症，精索静脉曲张）有关。此外，也可能与长期禁欲不射精，精子不断老化、死亡有关。

章氏益肾生精汤

淫羊藿　熟地黄　肉苁蓉各 15g　菟丝子　枸杞子各 20g　黄芪 30g　当归 10g

【用法】每日 1 剂，煎 2 次混和，分早晚服用，1 个月为一疗程。

【功效】温阳益气，补肾生精。

【适应证】死精子症。

【临证加减】阴虚火旺者，熟地黄改生地黄，加知母、赤芍各 15g，蒲公英 30g；湿热下注者，加草薢、车前子各 15g，土茯苓 30g；肝郁血瘀者，加柴胡、赤芍、白芍各 10g，郁金 15g；肾气亏虚者，加巴戟天 15g、山药 30g。

【疗效】治愈 7 例，有效 8 例，无效 3 例。

【来源】章恪．益肾生精汤治疗死精症．湖北中医杂志，2002，（8）：46

周氏益肾生精汤

熟地黄 15g　山茱萸 10g　枸杞子 15g　菟丝子 15g　山药 20g　巴戟天 10g　淫羊藿 10g　鹿角胶 10g　制附子 10g　肉桂 6g　紫石英 10g　五味子 6g　覆盆子 15g　党参 15g　黄芪 20g

【用法】水煎服，每日 1 剂，连服 30 天为一疗程。

【功效】温阳补肾，健脾益精。

【适应证】死精子过多症。

【临证加减】阴虚内热者去附子、肉桂加知母 10g、黄柏 10g；湿热内蕴者去附子、肉桂加龙胆草 6g、栀子 10g、黄芩 10g、土茯苓 15g、车前草 15g

【疗效】治疗 68 例，怀孕 30 例，显效 22 例，有效 8 例，无效 8 例，总有效率 88.3%。

【来源】周瑞芝．"益肾生精汤"治疗死精子过多症．医学理论与实践，2002，(9)：1049

清热利湿活精汤

　　川草薢 15g　　紫花地丁 15g　　蒲公英 20g　　炒白术 15g　　山药 20g
生地 10g　　车前子 15g　　瞿麦 12g　　土茯苓 15g　　代赭石 12g　　生甘草 5g

【用法】 水煎，分早晚 2 次口服（温服），每日 1 剂。10 天 1 个疗程，一般 1~3 个疗程。

【功效】 清热利湿活血。

【适应证】 **死精子症（湿热下注型）**。症见：胸脘满闷，纳呆，口中黏腻，大便黏滞，小便不利、不尽，阴囊潮湿臊臭，舌质红，苔黄腻或白厚，脉弦紧或弦数。

【临证加减】 偏于湿胜者重用草薢；精浆白细胞增多者，重用紫花地丁、蒲公英；阴虚重用生地、山药；阳虚重用炒白术、菟丝子；病久多瘀，活血化瘀，加丹参、三棱、莪术；睾丸坠胀加川楝子、乌药。

【疗效】 痊愈 30 例，有效 18 例，显效 16 例，无效 2 例，总有效率 96.96%。

【来源】 周建华，田田．清热利湿活精汤治疗死精子症 66 例临床观察．四川中医，2008，(1)：69

五子衍宗丸加减

　　枸杞子　　菟丝子　　覆盆子　　车前子　　五味子各 9g　　当归　　淫羊藿
熟地各 12g　　川续断 15g

【用法】 水煎，分早晚 2 次口服（温服），每日 1 剂，3 个月为 1 个疗程。

【功效】 补肾益精，添精补髓。

【适应证】 **死精子症**。

【疗效】 治疗后异常的生精细胞减少，正常生精细胞增多，分化成熟。

【来源】 方佛友，甄长庆，张守柱．辨证治疗死精子症 38 例临床观察．安微中医临床杂志，1997，(3)：114

生精育种汤

生地　赤芍　川草薢　肉苁蓉　菟丝子各15g　黄柏　丹皮各10g
车前子　淫羊藿各20g　枸杞子15g　紫河车30g

【用法】每日1剂，早晚空腹服，10个月为一疗程。也可制成蜜丸，每丸重20g，1日3次，每次1丸。

【功效】清热利湿，滋阴泄热，补肾养精。

【适应证】**湿热之邪蕴结下焦，下注精室，耗伤阴精之死精症。**

【临证加减】阴虚明显者加重生地量；阳虚较著倍用淫羊藿；湿胜者重用草薢；热甚者重用黄柏。

【疗效】服1个疗程有效者18例，2个疗程有效者6例，3个疗程有效者16例。

【来源】李留记，朱光宗."生精育种汤"治疗死精症40例报告.江西中医药，1995，26（3）：16

补肾解毒汤

人参10g　淫羊藿20g　巴戟天10g　枸杞子15g　菟丝子20g　覆盆子15g　车前子10g　肉苁蓉15g　金银花20g　蒲公英15g　川续断10g　威灵仙10g

【用法】每日1剂，早晚空腹服，1个月为一疗程，连续治疗3个疗程。

【功效】温肾助阳，疏通经络，清热解毒。

【适应证】**死精子症。**

【疗效】痊愈40例，显效10例，有效4例，无效6例，总有效率90.0%。

【来源】高振东.补肾解毒汤治疗死精子症60例疗效观察.中国美容医学，2012，21（11）：212

活化汤

土茯苓　生龙骨　淮山药各30g　蒲公英　王不留行各20g　丹参
淫羊藿　巴戟天　当归　制首乌　生地黄　紫河车各15g　黄柏　龟

板各 10g

【用法】每日 1 剂，水煎早晚分服，1 个月为一疗程。

【功效】清热通络，益肾生精。

【适应证】**死精子症**。

【疗效】治愈 22 例，好转 27 例，无效 7 例，总有效率 87.5%。

【来源】孙界平. 中西医结合治疗死精子症 56 例临床观察. 中医中药，1998，(12)：23

四、畸形精子过多症

精子的功能与精子正常形态结构密切相关，畸形精子过多是影响精子质量、导致男性不育或畸胎的重要因素之一。正常精液中正常形态的精子比率 <4%，畸形精子 >30%，则为畸形精子过多症，简称畸形精子症。它可影响精液的质量，影响受精能力；若 >70% 为严重畸形精子症，常会伴有不同程度的少弱精子症，会严重影响男性生殖能力，可导致男性不育。

🌸 二仙汤

淫羊藿 30g　仙茅 15g　熟地黄 30g　龟板 30g　菟丝子 20g　知母 15g　肉苁蓉 15g　巴戟天 15g　桃仁 10g　红花 10g

【用法】每日 1 剂，煎后分 2 次温服。3 个月为一疗程，治疗 2 个疗程，治疗期间停服一切与不育相关药物。

【功效】补肾壮阳，益肾填精，化瘀通络。

【适应证】**畸形精子过多症**。

【临证加减】脾虚湿盛者加香附 15g、制半夏 15g、川芎 5g、生地黄 20g、茯苓 30g；脾肾两虚者加茯苓 10g、山茱萸 15g、牡丹皮 10g、柴胡 10g、黄柏 10g、泽泻 10g、水牛角粉 50g；气滞血瘀者加丹参 15g、莪术 15g、牛膝 15g、当归 10g。

【疗效】痊愈 9 例，显效 18 例，有效 13 例，无效 6 例，总有效率为 86.96%。

【来源】陈磊，夏卫平，周智恒，等. 自拟二仙汤治疗畸形精子过多不育症 46 例. 上海中医药杂志，2002，(5)：29

无比山药丸加味

山茱萸12g　泽泻10g　熟地黄18g　茯神12g　巴戟天12g　怀牛膝10g　赤石脂6g　山药12g　杜仲10g　菟丝子10g　肉苁蓉15g　五味子6g　黄芪15g

【用法】每日1剂，煎2次混和，分早晚服用，配合服用西药交沙霉素治疗。3个月为一疗程。

【功效】补肾填精，温阳益气。

【适应证】**支原体感染性畸形精子症（肾气不足型）。**

【疗效】显效48例（其中女方怀孕32例），有效23例，无效11例，总有效率86.6%。

【来源】邱锡采. 中西医结合治疗解脲支原体感染性畸形精子症82例疗效观察. 河北中医，2004，（10）：791

益气填精汤

熟地20g　制首乌15g　当归15g　枸杞子15g　淫羊藿20g　巴戟天10g　蛇床子12g　菟丝子10g　仙茅10g　山茱萸12g　杜仲15g　肉桂6g　鹿茸2g　肉苁蓉10g　阳起石15g　红参10g　白术15g

【用法】水煎，分早晚2次口服（温服），每日1剂，连服6个月。

【功效】温补肾阳，益气填精。

【适应证】**畸形精子症（肾阳不足型）。**症见：畏寒肢冷，性功能下降，腰膝酸软，小便清长。舌质淡胖，脉沉细无力。

【疗效】治疗98例，痊愈14例，显效41例，有效5例，无效38例，总有效率61.23%；对照组口服克罗米酚25～50mg/天，服25天，停药5天，连服6个月。两组疗效有非常显著性差异（$P < 0.01$）。

【来源】马存亮. 温补肾阳益气填精汤治疗肾阳不足型畸形精子症98例临床观察. 中国中医药科技，2005，（6）：392

滋阴除畸活精汤

生地20g　知母15g　黄柏10g　山药30g　玄参15g　白术10g　菟丝子15g　覆盆子15g　车前子15g　虎杖25g　瞿麦15g　丹参15g

淫羊藿15g　鸡内金3g（研末冲服）

【用法】15天为一疗程，一般治疗1~3个疗程。

【功效】滋阴潜阳，引火归元，平衡阴阳，化湿祛瘀。

【适应证】畸形精子症（相火过旺型）。

【临证加减】阴虚相火旺者重用生地、玄参、知母；湿胜者加薏苡仁、苍术、萆薢、瞿麦子；白细胞增多者加紫花地丁、蒲公英、败酱草；合并精索精脉曲张者加三棱、莪术、升麻。

【疗效】痊愈12例，显效11例，无效1例。

【来源】周建华，田田，杨洁.滋阴除畸活精汤治疗畸形精子症候24例疗效观察.中国中医药现代远程教育，2007，5（11）：37

抑畸煎

山茱萸12g　枸杞子15g　蛇床子15g　菟丝子15g　女贞子15g
家韭子15g　沙苑子15g　车前子15g　黄柏9g　生地黄12g　白术9g

【用法】每日1剂，水煎后分2次温服。3个月为一疗程。

【功效】补肾壮阳，益肾填精，化瘀通络。

【适应证】畸形精子症（脾肾亏虚、湿盛血滞型）。

【临证加减】脾虚湿盛者加香附9g、茯苓12g、泽泻9g　薏苡仁15g；肾阴阳两虚者加淫羊藿15g、仙茅12g、巴戟天15g、淮山药12g；脾肾两虚者加生黄芪15g、泽泻9g、牡丹皮9g、制半夏9g；肾虚瘀滞者加巴戟天15g、杜仲9g、肉桂3g、丹参9g。

【疗效】治疗2~3个疗程后判断疗效。治疗46例，痊愈9例，显效31例，无效6例。

【来源】徐新建，陈晖，蒋学洲，等.辨证论治畸形精子症46例.上海中医药杂志，2005，39（4）：66

第二节　精液异常所致不育

精液是精子和来自精囊腺的精囊分泌物（约占50%~80%）、前列腺的前列腺液（约占 15%～30%）及尿道球腺液、尿道旁腺液（约占 5%）等的总称。精液异常是诊断男性不育症的一项重要指标。

一、精液不液化

正常男性精液呈乳白胶冻状，在室温 5～10 分钟开始液化，在 30 分钟内不液化或液化不全，则为精液液化延迟，多提示有精囊、前列腺病变，超过 60 分钟以上不液化者，称之精液不液化。由于精液凝固不化，使精子发生凝集或制动，减缓或抑制了精子的正常运动，使其不能通过宫颈与卵子结合，是引起男性不育症常见原因之一。

中医学认为，肾虚、湿热和痰瘀是精液不液化的病机特点，因此，治疗上常以滋肾阴、清湿热和祛痰瘀为法。现代药理研究亦表明：活血化瘀中药能够改善精室循环和精子生存的环境，可促进血管扩张，改善微循环及精液凝固和液化的调节；同时具有提高液化酶的活性，加速精液的液化等作用。

❧ 加味两地汤

生地黄　地骨皮各 30g　麦冬　白芍　玄参　白薇　女贞子　旱莲草各 15g　石斛 12g　阿胶 10g

【用法】水煎服，每天 1 剂，4 周为 1 个疗程，连续治疗 2 个疗程。对照组用知柏地黄汤：熟地黄 24g，山茱萸、山药各 12g，泽泻、茯苓、牡丹皮各 9g，知母、黄柏各 10g。

【功效】养阴清热，滋阴补肾。

【适应证】**精液不液化症（阴虚火旺）**。症见：五心烦热、颧红、失眠盗汗、口燥咽干、眩晕、耳鸣、早泄、遗精、舌红少苔、脉细数。

【疗效】治愈 28 例，显效 1 例，无效 2 例，总有效率 93.55%。

【来源】沈坚华，李淑萍，邱云桥，等．加味两地汤治疗精液不液化症 31 例疗效观察．新中医，2001，(6)：23

❧ 知柏地黄汤加味

知母 12g　黄柏 10g　生地黄 15g　龟板 24g　枸杞子 15g　黄精 15g　淫羊藿 15g　红藤 30g　虎杖 30g　川牛膝 12g

【用法】每日 1 剂,水煎,早晚各服 1 次,20 日为 1 个疗程。服药期间节制房事,停用其他中西药,忌烟酒及辛辣肥厚之品。

【功效】滋阴降火,清热凉血,填精增液。

【适应证】**精液不液化症(阴虚火旺)**。症见:五心烦热、颧红、失眠盗汗、口燥咽干、眩晕、耳鸣、早泄、遗精,舌红少苔、脉细数。

【临证加减】湿热甚加萆薢 15g、大黄 9g;血瘀甚加丹参 30g、水蛭 9g。

【疗效】治疗 3 个疗程后判定疗效。治疗 24 例,治愈 17 例,有效 5 例,无效 2 例,总有效率为 91.7%。

【注意事项】水蛭有毒,患者在加用水蛭时最好从小剂量开始。

【来源】李立凯. 知柏地黄汤加味治疗精液不液化症 48 例临床观察. 山西中医,2002,(3):24

液化汤

知母 10g 黄柏 10g 赤芍 10g 白芍 10g 牡丹皮 10g 天门冬 10g 天花粉 10g 茯苓 10g 车前子 10g 生地黄 20g 熟地黄 20g 连翘 12g 丹参 30g 淫羊藿 15g 枸杞子 15g 生甘草 6g 蜈蚣 1/3 条(研末冲服)

【用法】每日 1 剂,水煎分早晚服用,1 个月为一疗程。疗程结束复查精液常规,如未愈,休息 1 周进行第二疗程。服药期间禁烟酒,节房事。

【功效】滋阴泻火,清热生津。

【适应证】**精液不液化症(痰瘀阻滞)**。

【疗效】用药最多者 120 剂,最少者 9 剂。痊愈 76 例,好转 18 例,有效 11 例,无效 15 例,总有效率为 87.5%。

【来源】范长青. 液化汤治疗精液不液化 120 例. 四川中医,2002,(10):38

导痰汤合少腹逐瘀汤加减

胆南星 10g 半夏 10g 丹参 20g 赤芍 15g 小茴香 3g 牛膝 15g 蒲黄 10g 当归 10g 路路通 20g 川芎 6g 五灵脂 10g 山楂 30g 麦芽 30g

【用法】水煎,分早晚 2 次口服(温服),每日 1 剂。对照组 36 例用糜蛋白配合口服维生素 E、复方新诺明及葡萄糖酸锌治疗。

【功效】化痰祛瘀。

【适应证】**精液不液化症。**

【疗效】治疗组治愈率为 54.8%，总有效率为 85.7%；对照组治愈率为 33.3%，总有效率为 61.1%；两组临床疗效有非常显著性差异（$P<0.01$）。

【来源】谭青蓝. 中医辨证分型治疗精液不液化症 42 例疗效观察. 实用医学杂志，2005，（5）：540

清热活血方

草薢 15g 败酱草 15g 栀子 15g 虎杖 15g 滑石 15g 赤芍 15g 丹皮 15g 丹参 15g 牛膝 15g

【用法】水煎，分早晚 2 次口服（温服），每日 1 剂。另水蛭粉 2g 水冲服，每日 2 次，服药期间忌酒及辛辣。

【功效】清热利湿，活血化瘀。

【适应证】**精液不液化症（湿热瘀滞）。**

【疗效】治愈 16 例，显效 35 例，有效 8 例，无效 8 例，总有效率为 88.1%。

【来源】周永泉. 清热活血中药治疗精液不液化 67 例. 江西中医药，2009，（10）：34

乌梅甘草汤

乌梅 10g 生甘草 10g 生地 10g 麦冬 10g 天花粉 10g 玄参 10g 白芍 10g 制首乌 9g 知母 10g 黄精 10g 昆布 6g 丝瓜络 6g

【用法】水煎服，日 1 剂，早、晚各 1 次。

【功效】酸甘化阴，滋阴降火。

【适应证】**精液不液化症（阴虚火旺型）。**

【来源】徐福松，莫蕙. 不孕不育症诊治. 上海：上海科学技术出版社，2006：225－226

巴戟二仙汤

巴戟天 6g 仙茅 9g 淫羊藿 6g 熟地 9g 桂枝 6g 王不留行 9g

乌药 6g　小茴香 10g　吴茱萸 3g

【用法】水煎服，日 1 剂，早、晚各 1 次。

【功效】酸甘化阴，滋阴降火。

【适应证】**精液不液化症（肾阳不足型）。**

【来源】徐福松，莫蕙. 不孕不育症诊治. 上海：上海科学技术出版社，2006：225 -226

🪷 疏肝生精汤

穿山甲 10g　柴胡 10g　郁金 10g　丹参 15g　丹皮 12g　泽泻 15g 车前子 10g　败酱草 15g　野菊花 15g　巴戟天 15g　生地 10g　知母 10g

【用法】水煎，分早晚 2 次口服（温服），每日 1 剂。对照组 36 例用糜蛋白配合口服维生素 E、复方新诺明及葡萄糖酸锌治疗。

【功效】疏肝解郁，清热利湿，养血活血，化瘀生精。

【适应证】**精液不液化症。**

【疗效】治疗组液化率 96%，对照组 83%，两组比较有显著性差异（$P <$ 0.05）。

【来源】王良生. 疏肝法治疗精液不液化症 300 例. 医学理论与实践，2011，(9)：1049

🪷 精液液化汤

当归 12g　赤芍 10g　泽泻 10g　丹皮 10g　乌药 10g　丹参 30g，浙贝 12g　白芷 6g　穿山甲 6g　萆薢 12g　茯苓 15g　石菖蒲 10g　甘草 6g

【用法】每日 1 剂，水煎，分 2 次饭前温服。1 个月为一疗程。

【功效】活血化瘀，利湿化浊，软坚散结。

【适应证】**精液不液化症。**

【临证加减】如兼有肾阳不足、寒邪凝滞者，加附子、鹿茸；肾阴亏乏、阴虚火旺者，加知母、黄柏；湿热内蕴者，加龙胆草、黄芩、白茅根；瘀血内停者，加红花、益母草、茜草。

【疗效】有效率为 92.7%。

【来源】夏春凤，马春平．自拟精液液化汤治疗精液不化 96 例疗效观察．江西中医药，2004，35（5）：31

加味仙方活命饮

白芷 10g 川贝 10g 防风 10g 赤芍 12g 当归尾 12g 甘草 10g 炒皂角刺 10g 炙穿山甲 6g 天花粉 10g 制乳香 6g 制没药 6g 金银花 30g 陈皮 10g 蜈蚣 1 条 夏枯草 30g 蒲公英 30g 车前草 50g 酒炒生地黄 15g 炒龙胆草 10g 酒炒栀子 10g

【用法】水煎服，每天 1 剂，1 日 2 次，1 次口服 200ml 左右。15 天为 1 个疗程，连续治疗 3 个疗程。

【功效】清热利湿，解毒消肿，化瘀散结。

【适应证】**精液不液化症。**

【疗效】治疗组总有效率 96%。

【来源】韩松豹．加味仙方活命饮治疗精液不液化症 76 例．四川中医，2005，（7）：40

二、血精症

正常精液排出体外是乳白色的，若肉眼观察到所排出的精液为粉红色，红色的，或精液在显微镜下发现红细胞，即为血精症，亦称血精。血精症是泌尿男科门诊常见疾病之一，常间歇性发作，肉眼血精一般也多见于精囊炎或前列腺炎患者，多数血精症可自愈或给予敏感抗生素治愈。但少数患者血精反复发作，成为顽固性血精，应及时治疗。

血精汤

生地 10g 熟地 10g 黄柏 10g 茯苓 10g 丹皮 10g 栀子 10g 车前子 10g 龟板 10g 墨旱莲 15g 女贞子 15g 山药 20g 败酱草 25g

【用法】水煎，分早晚 2 次口服（温服），每日 1 剂。对照组予以西医抗炎、止血、解痉治疗。

【功效】滋阴泻火除湿，凉血止血。

【适应证】**血精症**。

【疗效】治疗组治愈率为 75%，总有效率为 96.8%；对照组治愈率为 50%，总有效率为 75%；两组临床疗效比较，有非常显著性差异（$P <$ 0.01）。

【来源】朱军，张柱．血精汤治疗精囊炎血精症 32 例．辽宁中医杂志，2009，(11)：1915

❀ 清精汤

黄柏 25g　五味子 20g　合欢 20g　蛇床子 30g　土茯苓 30g　白茅根 50g　覆盆子 20g　生地 25g　小蓟 20g　柴胡 15g　龙胆草 20g　金银花 20g　白花蛇舌草 20g　甘草 20g

【用法】每日 1 剂，2 煎内服，15 天为 1 个疗程。

【功效】清热利湿，凉血止血。

【适应证】**血精症**。

【疗效】治疗组治愈率为 100%。

【来源】周建民，李春艳．清精汤治疗急性血精症 15 例．白求恩医科大学学报，1995，21（3）：248

❀ 小蓟饮子

小蓟 30g　生薏苡仁 30g　生地黄 15g　石韦 15g　生蒲黄 12g　干藕节 12g　生栀子 12g　淡竹叶 9g　木通 9g　血余炭各 9g

【用法】每日 1 剂，水煎口服。15 天为 1 个疗程。

【功效】清热利湿，凉血止血。

【适应证】**血精症**。

【疗效】2 个疗程后统计疗效。治疗组治愈率为 100%。

【来源】李伯．小蓟饮子治疗血精症 31 例．安徽中医学院学报．1999，(4)：30

❀ 知柏地黄汤

知母 9g　黄柏 9g　熟地 15g　生地 15g　茯苓 15g　丹皮 9g　山药

12g　泽泻 9g　侧伯叶 12g　白茅根 12g　黄连 8g　甘草 6g

【用法】每日 1 剂，煎煮 2 次，取汁 400ml，早晚各服 200ml。对照组口服盐酸左氧氟沙星片，0.2g/次，2 次/日；安络血 5mg/次，3 次/日。

【功效】清心火，除肝热，滋肾阴，凉血止血。

【适应证】**血精症。**

【疗效】治疗组治愈率为 93.3%，对照组治愈率为 73%。

【来源】丁永红．知柏地黄汤治疗血精症的临床分析．中国社区医师，2011，(10)：217

精囊饮

白茅根 15g　仙鹤草 15g　当归 12g　生地黄 10g　金银花 12g　黄芪 12g　关黄柏 10g　知母 10g　丹皮炭 10g　地榆炭 10g　小蓟 10g　甘草 6g

【用法】每日 1 剂，2 煎内服，连续用药 3 个月。期间对前列腺区域微波治疗 10 次，选择敏感抗生素及维那雄胺 5mg，2 次/天。

【功效】清热利湿，育阴止血。

【适应证】**血精症。**

【疗效】治疗组（55 例）治愈率为 78.18%，对照组（27 例）治愈率为 48.15%，两组比较疗效有显著差异（$P < 0.05$）。

【来源】万文员，田二坡，徐和平，等．中西医结合治疗感染性血精症临床体会．现代诊断与治疗，2010，(6)：347

石韦散加味

石韦 15g　冬葵子 15g　瞿麦 15g　车前子 15g　滑石 15g　丹皮 15g　地榆炭 30g　知母 12g

【用法】随证加减每日 1 剂，2 煎内服，4 周为 1 个疗程。

【功效】清热利湿，育阴止血。

【适应证】**血精症。**

【疗效】38 例患者，有 1 例确诊为结核性血精转诊，其余 37 例经过 1～6 个月的治疗。随访 35 例，随访期 5～12 月，其中 32 例未再发生血精，治愈率为 91.4%；3 例患者不同程度再次出现血精，占 8.6%。

【来源】王世礼，袁安敏，安茂伟，等．中西医结合治疗血精症患者 38 例回顾性资料分析．中国计划生育杂志，2003，(7)：445

张氏灌肠方

大蓟 15g　小蓟 15g　侧柏叶 15g　白茅根 15g　旱莲草 15g　棕榈炭 10g　黄芩炭 10g

【用法】水煎 30 分钟，留取药液 200ml，水温 45℃，保留灌肠 30 分钟，每天 1 次，15 次为一个疗程。

【功效】清热利湿，凉血止血。

【适应证】血精症。

【疗效】治疗组治愈率为 93.5%。

【来源】张继平，陈海凤．中药口服配合灌肠治疗血精症 62 例．中国全科医学，2004，18（7）：1369

血精方

黄芪 120g　炮姜 3g　车前子（酒炒）12g　黄柏 12g　熟地黄 30g　穿山甲（打碎）10g　荆芥炭 10g　蒲黄 9g　山茱萸 15g　王不留行 15g　甘草 15g

【用法】每日 1 剂，2 煎内服，14 剂为 1 个疗程。

【功效】通经活络祛瘀，凉血散血止血。

【适应证】血精症。

【临证加减】湿热重者加蒲公英；气滞血瘀者加血府逐瘀汤。

【疗效】治疗 1 例，3 剂后行房见精液变淡，守方黄芪减量至 30g，甘草减量至 5g，续进 14 剂后停药。精液如常，2 年后随访未见复发。

【来源】朱启堂．血精方治疗老年人血精症．新中医，2001，(5)：43

仙鹤地黄汤

仙鹤草 30g　生地 15g　山茱萸 9g　黄柏炭 12g　丹皮炭 12g　墨旱莲 12g　大蓟 9g　小蓟 9g　血余炭 15g　白茅根 15g

【用法】取汁 400ml，早晚各服 200ml，每日 1 剂，煎煮 2 次。对照组口服盐酸左氧氟沙星片，0.2g/次，每日 2 次；安络血 5mg/次，每日 3 次。

【功效】滋阴益肾，清热凉血涩血。

【适应证】**血精症**。

【疗效】治疗组总有效率为 96.7%，对照组为 73.3%，有显著性差异（$P < 0.05$）。

【来源】黄向阳. 仙鹤地黄汤治疗血精症 30 例. 江西中医药，2008，（11）：48

安精汤

生地 30g　　山萸肉 6g　　知母 10g　　黄柏 10g　　当归 10g　　紫草 10g　丹皮 6g　　苎麻根 25g　　白茅根 30g

【用法】每日 1 剂，煎煮 2 次，取汁 400ml，早晚各服 200ml。

【功效】滋阴降火，凉血止血。

【适应证】**血精症**。

【临证加减】兼五心烦热，性情急躁，口干喜饮，夜寐盗汗，舌红少苔，以阴虚偏重者，加知母、黄柏、女贞子、旱莲草；有肉眼血精颜色鲜红，排尿不适，少腹部坠胀，会阴部隐痛，舌苔黄脉滑数，伴有湿热者，加车前子、萆薢、黄柏；肉眼血精颜色淡，周身乏力，腰膝酸软，性欲淡漠或阳痿早泄，舌质淡脉细弱伴有脾肾虚者，加芡实、杜仲、川续断、淫羊藿；兼有少腹会阴部刺痛，舌质紫暗或边有瘀斑者，加桃仁、红花。

【疗效】治疗组痊愈 43 例，有效 8 例；对照组痊愈 17 例，有效 20 例，无效 14 例。

【来源】鲍身涛，张瑾. 安精汤治疗血精症疗效观察——附 102 例临床分析，2007，（7）：25

宁血安精汤

生黄芪 20g　黄柏 12g　　牛膝 12g　　茜草 12g　　熟地 15g　　旱莲草 15g　女贞子 15g　小蓟 15g　　车前子 15g　蒲公英各 15g　生甘草 6g

【用法】水煎，分早晚 2 次口服（温服），每日 1 剂。15 天为 1 个疗程。服药期间禁房事，调情志，禁烟酒及辛辣刺激性食物，多饮水，注意休息，辅以温水坐浴，水温40℃左右，每次15分钟，每日1~2次，治疗1~2个疗程。

【功效】滋肾固精益气，清热解毒化湿，凉血化瘀止血。

【适应证】**血精症。**

【临证加减】阴虚火旺者加知母、栀子、丹皮各12g，龟板15g；下焦湿热者加龙胆草、栀子、木通各12g、白茅根30g；脾肾两虚加归脾丸；瘀血阻络加桃仁、红花、川芎各12g，三七粉（冲）4g。

【疗效】23例痊愈（症状消失，精囊无触痛，精液检查无红细胞）；5例有效（症状改善，精囊触痛减轻，精液中仍有少许红细胞反复）；2例无效（治疗前后症状无明显改变）。总有效率93.3%。治疗天数最长者32天，最短者3天，平均14.5天。

【来源】舒光辉. 宁血安精汤治疗血精症30例. 浙江中医杂志，1995，（9）：404

三、脓精症

在一般情况下，精液检查见大量白细胞（>5/HP）和脓细胞，或同时在前列腺液中发现大量白细胞或脓细胞且伴有不育者，为脓精症，又称精液白细胞过多症，可见于睾丸炎、附睾炎、前列腺炎及尿道炎。睾丸炎影响精子的产生，附睾炎影响精子的成熟过程，前列腺炎影响精浆的成分、精子的存活和活动，尿道炎可杀灭精子，是男性不育的主要原因之一。属于中医学"精浊"、"淋证"、"精热"等范畴。临床多属精室伏热和阴虚火旺所致，病因病机关键是湿、热、毒三者互结，内蕴精室，化腐成脓，治疗宜清热利湿、疏通精窍。

❁ 白花蛇舌草方

白花蛇舌草60g　菟丝子20g　覆盆子20g　车前子15g（包煎）女贞子15g　枸杞子12g　蛇床子15g

【用法】水煎，分早晚2次口服（温服），每日1剂。

【功效】清热解毒，生精育子。

【适应证】**白细胞精子症。**

【疗效】服14剂后，附睾胀痛减轻，精液化验：精子计数 $60 \times 10^6/ml$，成活率45%，白细胞 10 个/HP，死精子10%；续服21剂，临床诸症消失，精液化验正常。后随访其妻已怀孕。

【来源】张润民. 白花蛇舌草治疗白细胞精子症. 中医杂志, 2007,（6）：536

消炎助育汤

银花 15g　连翘 15g　蒲公英 15g　黄芩 10g　滑石 10g　茵陈 10g　藿香 10g　菖蒲 15g　薏苡仁 10g　肉豆蔻 10g　丹参 12g　赤芍 10g

【用法】水煎，分早晚 2 次口服（温服），每日 1 剂。

【功效】清热解毒利湿，活血祛瘀排脓。

【适应证】**白细胞精子症。**

【临证加减】肾虚加菟丝子、枸杞子；血瘀重加乳香、没药；小便不利加车前子、金钱草。

【疗效】160 例脓精症患者随机分为 3 组，治疗组 80 例，以中药加抗生素治疗；中医对照组 40 例，西医对照组 40 例以抗生素治疗。治疗组可明显提高脓精症的临床综合疗效。

【来源】王晓威. 中西医结合治疗脓精症 80 例临床疗效观察. 现代医药卫生, 2010,（22）：3466

清精煎

粉草薢 15g　车前子（包煎）15g　黄柏 10g　知母 10g　柴胡 10g　制大黄 10g　红藤 10g　白花蛇舌草 15g　丹皮 10g　薏苡仁 30g　碧玉散 20g

【用法】水煎，分早晚 2 次口服（温服），每日 1 剂。

【功效】清热除湿。

【适应证】**白细胞精子症（精室湿热）。**

【临证加减】气滞者加川楝子 10g、枳壳 10g；血瘀者加牛膝 15g、三棱10g、莪术 10g。

【来源】吴庆昕. 戚广崇治疗脓精症经验. 河南中医, 1998,（3）：157

填精煎

生地黄　熟地黄各 10g　天门冬　麦冬各 10g　知母 10g　丹皮

10g　炙龟板（先煎）10g　炙鳖甲10g　赤芍10g　白芍10g　甘草5g

【用法】水煎，分早晚2次口服（温服），每日1剂。

【功效】降火滋阴。

【适应证】**白细胞精子症（阴虚火旺）。**

【临证加减】湿热未净者加粉萆薢15g、龙胆草15g、红藤10g；气虚者加太子参10g、黄芪15g；气滞者加川楝子10g、枳壳10g、郁金10g。

【来源】吴庆昕．戚广崇治疗脓精症经验．河南中医，1998，（3）：157

加味导痰汤加减

苍白术各10g　陈皮10g　法半夏10g　枳实10g　南星10g　建曲10g　麦芽10g　车前子（包煎）10g　萆薢10g　甘草5g

【用法】水煎，分早晚2次口服（温服），每日1剂。

【功效】蠲痰化浊。

【适应证】**白细胞精子症（痰凝浊阻）。**

【临证加减】脾虚加山药20g、茯苓10g、扁豆10g；气滞者加制香附10g、枳壳10g、郁金10g；血瘀者加桃仁10g、红花10g、丹参10g、川芎10g。

【来源】吴庆昕．戚广崇治疗脓精症经验．河南中医，1998，（3）：157

通精煎

三棱10g　莪术10g　丹参10g　川牛膝15g　柴胡10g　生牡蛎（先煎）30g　当归尾10g　黄芪15g　甘草10g

【用法】水煎，分早晚2次口服（温服），每日1剂。

【功效】理气活血。

【适应证】**白细胞精子症（气滞血瘀）。**

【临证加减】气虚者加党参10g、山药10g、白术10g；阴虚者加生地黄10g、天麦冬各10g、鳖甲（先煎）10g；肾虚者加枸杞10g、淫羊藿15g、肉苁蓉15g。

【来源】吴庆昕．戚广崇治疗脓精症经验．河南中医，1998，（3）：157

第三节　性功能障碍所致不育

男子的正常性功能包括性欲、阴茎勃起、性交、性欲高潮和射精等环节，其中某一环节发生障碍而影响生活时，则称性功能障碍。临床上常见性欲减退、早泄、阳痿、遗精、不射精及阴茎异常勃起等。造成性功能障碍的原因很多，大体上分为功能性和器质性两类，其中功能性者占绝大多数，表现为大脑皮质功能紊乱，通常由不正常的性生活习惯和异常精神状态（恐惧、紧张等）所引起；器质性者，大多由阴茎血管异常、脊髓损伤导致的阴茎勃起和射精中枢功能紊乱或前列腺、附睾等炎症和会阴、阴囊手术所引起。

一、性欲减退

性欲减退，亦称性冷淡或性欲低下，是指在性刺激下没有性交的愿望，对性交意念冷淡的一种性功能障碍，是以性生活接应能力和初始性行为水平皆降低为特征的一种状态。调查受过良好教育而身体健康的夫妇中，16%的男性和35%的女性有性冷淡症。在未育夫妇中，性冷淡占2%，但是真正毫无性欲的人几乎不见。性欲减退的发生与年龄、精神创伤、全身疾病及长期服用某些精神类药品有密切关系。性欲减退症状表现在两个方面：生理症状和心理症状。生理症状主要表现为性爱抚无反应或快感反应不足；无性爱快感或快感不足，迟钝，缺乏性高潮；性器官发育不良或性器官萎缩，老化，细胞缺水，活性不足等。心理症状主要体现在对性爱恐惧，厌恶及心理抵触；对性爱有洁癖症及严重的心理阴影；对性爱认识不足，当作义务或程序，投入程度不够；受传统观念，意识影响，性爱时不主动，感觉羞耻，肮脏。中医学认为性冷淡的病位在心、肝、脾、肾；病因为先后天不足、情志内伤、久病体虚、痰湿内盛等；基本病机为气郁、痰阻、精亏、气血不足，中医学中常与"阳痿"互参。

赞育丹

熟地250g　白术250g　当归180g　枸杞子180g　杜仲（酒炒）

120g 仙茅120g 淫羊藿120g 巴戟天120g 山茱萸120g 炒韭子120g 蛇床子60g 附子60g 肉桂60g

【用法】日1剂,水煎服,4周为1个疗程。

【功效】温肾壮阳。

【适应证】**性欲减退（命门火衰）**。

【来源】徐福松,莫蕙.不孕不育症诊治.上海:上海科学技术出版社,2006:299-300

虎潜丸加减

黄柏（酒炒）240g 知母60g 熟地60g 虎骨（用狗骨代,炙）60g 龟板120g 锁阳45g 当归60g 牛膝60g 白芍60g 陈皮60g 紫河车60g

【用法】日1剂,水煎服,4周为1个疗程。

【功效】补肾益精。

【适应证】**性欲减退（肾阴不足）**。

【来源】徐福松,莫蕙.不孕不育症诊治.上海:上海科学技术出版社,2006:299-300

交泰丸

黄连5g 肉桂3g 女贞子10g 旱莲草10g 枸杞子10g 白蒺藜9g 柏子仁10g 酸枣仁10g 茯神10g 韭菜子6g 青龙齿9g

【用法】日1剂,水煎服,4周为1个疗程。

【功效】交通心肾。

【适应证】**性欲减退（心肾不交）**。

【来源】徐福松,莫蕙.不孕不育症诊治.上海:上海科学技术出版社,2006:299-300

柴胡疏肝饮加减

柴胡10g 制香附10g 枳壳10g 川芎10g 青皮10g 白芍6g 甘草5g

【用法】日 1 剂，水煎服，4 周为 1 个疗程。

【功效】疏利气机。

【适应证】**性欲减退（肝郁不舒）**

【来源】徐福松，莫蕙．不孕不育症诊治．上海：上海科学技术出版社，2006：299－300

右归丸

熟地 30g　山药 30g　紫河车粉 30g　山茱萸 18g　枸杞 18g　鹿角胶 15g　菟丝子 18g　海狗肾 10g

【用法】日 1 剂，水煎服。

【功效】温补肾阳，填精益髓。

【适应证】**性欲减退（肾阳不足）**。

【来源】黄宇烽，李宏军．实用男科学．北京：科学出版社，2009：464

左归丸

熟地 30g　山药 6g　山茱萸 6g　枸杞 6g　川牛膝 6g　菟丝子 9g　鹿角胶 15g　龟板胶 15g。

【用法】日 1 剂，水煎服。

【功效】滋肾补阴。

【适应证】**性欲减退（肾阴不足）**。

【来源】黄宇烽，李宏军．实用男科学．北京：科学出版社，2009：464

逍遥丸

柴胡 15g　当归 15g　白芍 15g　白术 15g　茯苓 15g　甘草 6g　煨姜 15g　薄荷 6g

【用法】日 1 剂，水煎服。

【功效】疏肝解郁养血。

【适应证】**性欲减退（肝气郁结）**。

【来源】黄宇烽，李宏军．实用男科学．北京：科学出版社，2009：464

安神定志丸加减

远志 6g　石菖蒲 5g　茯神 15g　茯苓 15g　朱砂 2g（冲服）　龙齿 25g（先煎）　党参 9g

【用法】日 1 剂，水煎服。

【功效】益心气安神。

【适应证】**性欲减退（心虚胆怯）。**

【来源】黄宇烽，李宏军 . 实用男科学 . 北京：科学出版社，2009：464

归脾汤加减

白术 3g　茯神 3g　黄芪 3g　龙眼肉 3g　酸枣仁 3g　人参 6g　木香 1.5g　当归 3g　远志 3g　甘草 1g　生姜 3g　大枣 8 枚

【用法】日 1 剂，水煎服。

【功效】益气补血，健脾养心。

【适应证】**性欲减退（气血亏虚）。**

【来源】黄宇烽，李宏军 . 实用男科学 . 北京：科学出版社，2009：464

苍附导痰汤

苍术 15g　香附 15g　陈皮 12g　南星 9g　枳壳 6g　半夏 9g　川芎 6g　滑石（飞）12g　白茯苓 12g　神曲 10g

【用法】日 1 剂，水煎服。

【功效】豁痰除湿，调气活血。

【适应证】**性欲减退（痰湿内盛，气机不畅）。**

【来源】黄宇烽，李宏军 . 实用男科学 . 北京：科学出版社，2009：464

二、勃起功能障碍

勃起功能障碍（ED）在我国俗称"阳痿"，是指阴茎持续（至少 3 个月）不能达到或维持充分勃起以获得满意的性生活。ED 是男性性功能障碍中最为常见的病症。据统计 40 ~ 70 岁男子中有 52% 患有不同程度的 ED，患病人数虽然很多，但寻求医生诊治者仍不到 10%。阴茎的正常勃起功能需要血管、神经、心理、激素及海绵体等因素的协调，其中任一因素的异常均可导致ED。根据病因通常将ED分为三类：器质性（动脉性、静脉性、神经性和内分泌性等）、心理性及混合性。研究资料显示50%以上的ED是器质性因素所致，如全身性疾病（心血管病、高血压、糖尿病、肝肾功能障碍等），神经系统疾病（多发性硬化症、脑萎缩等），阴茎疾病（阴茎硬结症等），内分泌异常（甲状腺功能异常、性腺功能低下，高催乳素血症等），心源性障碍（抑郁、焦虑）等。我国由于受传统观念的影响，ED患者多混杂有心理因素，故治疗原则是：安全、有效、简便及经济，去除危险因素，加强原发病治疗对患者至关重要，加强性咨询和性教育，口服、外用药物、真空负压勃起装置、阴茎海绵体药物注射疗法、手术治疗均有效，且与从医者的经验及患者的依从性极为相关。中药对阳痿等性功能障碍所致者疗效较好，有器质损害者疗效不满意。

🪷 萆薢汤

　　萆薢20g　淫羊藿15g　茯苓20g　白芍20g　枳实15g　锁阳15g
肉苁蓉10g　石菖蒲10g

【用法】萆薢汤采用颗粒剂，温开水冲服，1天2次。西药组：盐酸伐地那非每晚5mg，饭后口服。中西药组：萆薢汤和盐酸伐地那非。

【功效】调理阴阳，利湿舒筋。

【适应证】**勃起功能障碍（肾虚夹湿型）。**

【疗效】中药组痊愈8例，显效10例，有效12例，无效9例，总有效率为76.9%；西药组痊愈7例，显效9例，有效13例，无效9例，总有效率为76.3%；中西药组痊愈12例，显效16例，有效12例，无效3例，总有效率为93.0%。中西药组疗效优于其他两组，且有统计学差异（$P < 0.05$）。

【来源】张敏建，阮晓军，史亚磊，等. 萆薢汤治疗肾虚夹湿型勃起功能障碍39例临床研究. 福建中医药大学学报，2012，(4)：16

🪷 二地鳖甲煎

　　生地黄10g　熟地黄10g　生鳖甲15g　枸杞子10g　五味子6g
菟丝子9g　茯苓9g　牡丹皮9g　丹参10g

【用法】水煎服，一日1剂。

【功效】滋阴壮阳。

【适应证】**勃起功能障碍（肾虚型）。**

【疗效】总有效率为83.33%。

【来源】应荐，徐福松. 滋阴法为主治疗肾虚型勃起功能障碍临床观察. 上海中医药杂志，2005，(5)：37

育阴起痿汤

　　桂枝6g　淫羊藿10g　熟地黄10g　山茱萸12g　山药12g　泽泻9g　茯苓9g　牡丹皮9g　香附9g　乌药6g　九香虫6g　蜈蚣3g　水蛭3g　甘草6g

【用法】每日1剂，水煎取汁250ml，在早、晚饭后半小时服用。

【功效】滋肾阴，通肾阳，疏肝郁，举宗筋。

【适应证】**勃起功能障碍（肾阴虚型）。**

【疗效】临床治愈10例，显效6例，有效7例，无效12例，总有效率为65.71%。

【来源】陈华. 育阴起痿汤治疗肾阴虚型勃起功能障碍35例. 福建中医药，2012，(4)：8

振阳煎

　　水蛭3g　蜈蚣3g　川芎6g　川牛膝9g　黄芪10g　鹿角胶6g　淫羊藿9g　陈皮9g　甘草6g

【用法】每日1剂，水煎，约150ml，早晚饭前空腹温服各1次，30天为1个疗程。

【功效】振肾阳，益精血，活血通络。

【适应证】**勃起功能障碍（肾虚型）。**

【疗效】治疗47例，显效22例，有效19例，无效6例。

【来源】马金涛，薛君. 中药振阳煎对动脉性勃起功能障碍患者阴茎血流动力学的影响. 中华男科学杂志，2005，(2)：157

化痰通络方

陈皮 15g　半夏 15g　茯苓 15g　苍术 15g　厚朴 15g　大腹皮 15g　路路通 15g　蜈蚣 10g　水蛭 10g　地龙 20g　甘草 5g

【用法】每日 1 剂，水煎取汁 250ml，2 个月为 1 个疗程。

【功效】化痰，通络，降脂。

【适应证】**勃起功能障碍（痰湿阻遏型）。**

【疗效】治疗 64 例，治愈 23 例，显效 22 例，有效 8 例，总有效率为 82.81%。

【来源】陈向阳，黄凌. 化痰通络降脂法治疗高脂血症患者勃起功能障碍 64 例临床观察. 福建中医学院学报，2009，(6)：17

四逆散加味

柴胡 10g　枳实 10g　白芍 15g　当归 15g　甘草 5g　王不留行 10g　蜈蚣 2 条

【用法】每日 1 剂，水煎 300ml，早晚 2 次分服。

【功效】疏郁滞而畅肝脉，行血气以荣宗筋。

【适应证】**勃起功能障碍（肝气郁结）。**

【临证加减】阳虚加肉桂、附子；肾虚腰痛加桑寄生、淫羊藿；血瘀加三棱、莪术。

【疗效】30 例患者痊愈 23 例，有效 2 例，总有效率 83.3%。

【来源】张立华. 四逆散加味治疗心理性勃起功能障碍 30 例. 实用中医药杂志，2004，(8)：436

补肾活血理气方

熟地 20g　枸杞子　菟丝子　丹参各 15g　山茱萸　怀牛膝各 12g　龟板胶　当归　柴胡　香附各 10g　陈皮 6g

【用法】每日 1 剂，水煎 300ml，早晚 2 次分服。

【功效】补肾，活血，理气。

【适应证】**勃起功能障碍（阴虚燥热）。**

【临证加减】阴虚火旺者加知母、黄柏各 10g；伴阳虚者加仙茅、鹿角胶、淫羊藿各 10g；气虚甚者加人参 10g、北黄芪 15g；瘀血明显者加桃仁、川芎各 10g；肝郁化火者加丹皮、栀子各 10g

【疗效】显效 12 例，有效 14 例，无效 6 例，总有效率为 81.2%。

【来源】劳国平．补肾活血理气法治疗糖尿病勃起功能障碍 32 例．四川中医，2005，(2)：59

🪷 虫蛾枸菟散

九香虫 10g　雄蚕蛾 10g　巴戟天 10g　枸杞子 12g　菟丝子 12g
白茯苓 12g　炒白芍 12g　全当归 8g　炒白术 8g　生佛手 8g

【用法】除枸杞、佛手外，均捣粗末，每天 1 剂，入莲子、大枣各 6 枚。水煎，取汁空腹温服，佛手、枸杞、莲、枣嚼食。另九香虫、雄蚕蛾可减半量研末用汁冲服。连服 3 周为 1 个疗程，休息 5 天后行第 2 个疗程（此期禁/慎性事）。如效不显，追加第 3 个疗程。

【功效】疏肝，补肾，宁心。

【适应证】勃起功能障碍（肝气郁滞）。

【临证加减】肾精亏虚者，酌加熟地、桑椹、大蚂蚁、冬虫夏草；有相火妄动，加知母、黄柏、龟板、鳖甲，去巴戟天、菟丝子；若命门火衰，加蛇床子、淫羊藿、海马、黄狗肾；若心脾虚损，加黄芪、刺五加、龙眼肉、人参、紫河车；有腹胀便溏者，去枸杞、大枣；见瘀血阻络，加川牛膝、鸡血藤、蜈蚣、穿山甲；凡心虚神怯加酸枣仁、龙骨；兼忿怒或忧郁者用合欢花。

【疗效】治愈 22 例，显效 27 例，有效 9 例，无效 5 例。

【来源】林韶冰．虫蛾枸菟散为主治疗功能性勃起功能障碍 63 例．福建中医药，2004，(5)：19

🪷 益肾壮阳汤

熟地 10g　白芍 10g　山萸肉 10g　巴戟天 10g　牛膝 10g　枸杞 10g　五味子 10g　鹿角胶 10g　锁阳 10g　淫羊藿 15g　川续断 15g

【用法】常规水煎法，早晚各服 1 次，1 个月为 1 个疗程。

【功效】益肾壮阳。

【适应证】勃起功能障碍（肾阳虚）。

【疗效】30 例患者痊愈 23 例，有效 2 例，总有效率 83.3%。

【来源】吴守伦，许顺勤．中药治疗男性性功能障碍疗效观察．现代中西医结合杂志，2012，（36）：4040

三、射精功能障碍

射精功能障碍并不常见，却是引起男性不育的重要原因之一。射精功能障碍包括很多不同的类型，其中有的是器质性的，有的是功能性的。不射精或逆行射精导致精液不能进入女性生殖道内而致不孕。

（一）早泄

是最常见的射精功能异常，指阴茎插入阴道后不能维持足够长的时间即射精。

大补阴丸合二至丸加减

黄柏 6g　知母 10g　生地 20g　龟甲 15g　女贞子 12g　旱莲草 12g　山茱萸 12g　白芍 15g　金樱子 10g　生龙骨 30g　生牡蛎 30g　怀牛膝 15g

【用法】水煎服，每日 1 剂，30 天为 1 个疗程。

【功效】滋阴柔肝，清降相火。

【适应证】早泄（肝阴不足）。症见：两胁灼热疼痛，眩晕，头痛，视物不清，眼干，耳鸣，面热，四肢麻木震颤，烦躁失眠，早泄，舌红少苔，脉弦细数。

【疗效】诸症缓解，性生活正常。

【来源】李兰群．清肝疏肝柔肝法治疗早泄临证心得．北京中医药大学学报（中医临床版），2008，（1）：42

镇肝熄风汤加减

怀牛膝 30g　代赭石 30g　龙骨 30g　牡蛎 30g　天冬 15g　五味子 9g　龟板 15g　玄参 15g　蜈蚣 3 条　甘草 9g

【用法】日 1 剂，水煎服，4 周为 1 个疗程。

【功效】镇肝熄风，滋阴潜阳。

【适应证】早泄。

【临证加减】兼见肝经湿热者加龙胆草、泽泻；阴虚火旺者加知母、黄柏；肾气不固者加山药、山茱萸、熟地黄。

【疗效】治疗 45 例，治愈 26 例，有效 15 例，无效 4 例，总有效率91.1%。

【来源】张培永，宋景贵，高兆旺．镇肝熄风汤加减治疗早泄 45 例临床观察．山东中医杂志，2003，（5）：274

🪷 乌梅甘草汤

乌梅 10g　甘草 10g　生地黄 10g　白芍 10g　知母 10g　天花粉 10g　泽泻 10g

【用法】日 1 剂，水煎服，3 个月为 1 个疗程。中药配合西药盐酸曲唑酮片，第 1、2 天每天服用 50mg，第 3、4 天起每天服用 100mg，均为每晚睡前 1 次口服。

【功效】酸甘化阴，调畅气机，精关开合有度。

【适应证】早泄。

【疗效】治疗组 36 例，治愈 14 例，有效 15 例，无效 7 例，总有效率80.6%。

【来源】杨光，卞廷松，谈小林．乌梅甘草汤联合美抒玉治疗早泄临床观察．辽宁中医药大学学报，2011，（2）：153

🪷 调神固精汤

炒枣仁 10g　柏子仁 15g　合欢花 10g　莲子肉 10g　沙苑子 15g　韭菜子 10g　覆盆子 20g　白芍 20g　山萸肉 10g　乌药 15g

【用法】水煎分 2 次服，每日 1 剂，1 个月为 1 个疗程。

【功效】宁心安神，藏泄有度。

【适应证】早泄。

【临证加减】肾阳虚者，加菟丝子 30g、仙茅 15g；肾阴虚者加知母 10g、黄柏 10g。

【疗效】治疗组 50 例，治愈 18 例，显效 18 例，无效 14 例，总有效率 72.0%。

【来源】李波，杨德华. 调神固精汤治疗早泄 50 例. 江苏中医药，2008，(9)：94

固精煎

党参 15g　天门冬 15g　莲子 15g　生地黄 15g，北黄芪 10g　五味子 6g　五倍子 6g　煅龙骨 30g　煅牡蛎 30g　芡实 15g　黄柏 10g　砂仁 6g　甘草 6g

【用法】每天 1 剂，水煎服，2 周为 1 个疗程，治疗 1～3 个疗程。

【功效】补肾益精，固涩止遗。

【适应证】早泄（肾气不固）。

【疗效】治疗 40 例，治愈 16 例，有效 20 例，无效 4 例，有效率为 90%。

【来源】王桂如. 固精煎治疗早泄 40 例. 河南中医，2007，(1)：59

泻火益肾固精汤

知母（盐炒）9g　黄柏（盐炒）6g　五味子 12g　覆盆子 15g　芡实 15g　莲子 15g　煅龙骨 30g　煅牡蛎 30g　珍珠母（先煎）30g　炒酸枣仁 15g。

【用法】水煎服，日 1 剂，分早晚 2 次空腹服。

【功效】清泻相火，益肾固精。

【适应证】早泄。

【临证加减】肝火偏旺者加龙胆草 9g；肝经湿热下注者配服龙胆泻肝丸，每次 9g，日 2 次；心火亢盛而心烦者，加黄连 6g、栀子 9g；神不守舍而寐者加朱砂 1g（研末冲服）；食欲不振者加焦麦芽 24g、焦山楂 15g。

【疗效】治疗 29 例，痊愈 21 例，有效 8 例，总有效率为 100%。

【来源】张德修. 泻火益肾固精汤治疗早泄. 山东中医杂志，2006，(6)：368

七子鹿龙汤

菟丝子 15g　蛇床子 10g　枸杞子 15g　沙苑子 12g　五味子 10g　金樱子 15g　覆盆子 15g　鹿角霜 25g（或鹿茸 3g）冲服　煅龙骨 15g

牡蛎 15g

【用法】每天 1 剂，水煎服，空腹服用，10 天为 1 个疗程，治疗 2 ~ 6 个疗程。

【功效】脾肾双补、益气固涩止泄。

【适应证】**早泄（肾气不固）。**

【疗效】治疗 38 例，治愈 15 例，显效 19 例，有效 3 例，无效 1 例，有效率为 97%。

【来源】王贻方，王克澄. 七子鹿龙汤加味治疗中年继发性早泄 38 例. 中国中医药信息杂志，2001，(11)：66

❀ 八正散加减

萹蓄 15g 瞿麦 12g 木通 15g 车前子（包）20g 滑石 30g 栀子 12g 莲子心 12g 金樱子 20g 煅牡蛎 30g 甘草 6g

【用法】每天 1 剂，水煎服。

【功效】清热祛湿泻火。

【适应证】**早泄（邪热及相火扰动）。**

【疗效】治疗 68 例，治愈 22 例，显效 29 例，有效 13 例，无效 4 例。

【来源】黄清春. 清热祛湿法为主治疗早泄 68 例. 山东中医药大学学报，1999，(5)：359

❀ 酸枣仁汤

酸枣仁 30g 知母 12g 川芎 10g 黄柏 10g 茯苓 15g 枸杞子 15g 熟地黄 15g

【用法】每天 1 剂，水煎服，分 2 次服，连续服药 20 天为 1 个疗程。

【功效】益肝，补肾，涩精。

【适应证】**早泄。**

【临证加减】肾气不固为主，加淫羊藿、沙苑子等；以相火偏旺为主，阴茎易起，射精前勃起尚坚者，加丹皮、泽泻；病久者，补则酌加党参、黄芪；涩则以龙骨、牡蛎、覆盆子。

【疗效】治疗 63 例，显效 32 例，有效 21 例，无效 10 例，总有效率 84%。

【来源】卢伟. 酸枣仁汤为主治疗早泄 63 例报道. 浙江中西医结合杂志, 2001, (3)：186

龙胆泻肝汤加味

龙胆草 12g　黄芩 12g　栀子 9g　木通 9g　泽泻 12g　柴胡 12g　生地黄 9g　车前子 12g（包煎）　生甘草 9g　滑石 15g

【用法】每天 1 剂，水煎服。

【功效】清肝胆，利湿热。

【适应证】**早泄**。多数中青年患者，发病初期则表现为阳事易举等相火旺盛之象，并可兼有五心烦热、口燥咽干、头晕耳鸣等阴虚火旺症状，或兼见胸胁苦满、心烦易怒、口苦咽干等肝火过盛之症，或有阴囊湿痒、小便热黄等湿热下注之象，或见欲念时起、心悸虚烦、眠少脉数心火偏盛等症。

【临证加减】肝肾阴虚、内火旺盛者，用知柏地黄汤加减；肝火亢盛或肝胆湿热下注者，用龙胆泻肝汤加减；心火亢盛、心肾不交者，方用三才封髓丹。

【疗效】1 月后随访，性生活已完全恢复正常。

【来源】龙田. 张守端治疗早泄经验. 山东中医杂志, 1998, (8)：362

桂枝龙骨牡蛎汤

桂枝 45g　芍药 45g　生姜 45g　甘草 30g　大枣 12 枚　龙骨 45g　牡蛎 45g

【用法】每天 1 剂，水煎服。

【功效】调阴阳，和营卫，兼固涩精液。

【适应证】**早泄**。

【疗效】治疗 46 例患者，总有效率 89.1%。

【来源】何益新. 桂枝龙骨牡蛎汤治疗早泄 46 例. 实用中西医结合杂志, 1994, (3)：169

填肾延时汤加减

生熟地　制首乌　潼蒺藜　白蒺藜　山萸肉　金樱子　芡实各

12g　枸杞子　川续断　煅龙骨　煅牡蛎　碧玉散各15g

【用法】每天1剂，水煎服。

【功效】滋肾阴，益肾气，固精关。

【适应证】**早泄**。症见：眼眶暗红，腰膝酸软，交后疲劳，咽干，失眠健忘，耳鸣，舌淡红或红，薄白苔，脉细数。

【临证加减】低热颧红、心烦、多梦、盗汗、舌红少苔、脉细数、心肾不交热相明显者，加知母15g、黄柏10g、玄参15g、龟甲30g、酸枣仁30g、合欢花15g；恶热怕凉、交后肢冷、夜尿频多、舌淡胖、脉沉细无力，此为阴虚及阳、阴阳两虚之相，当加龟甲30g、鹿角胶30g、淫羊藿15g、肉苁蓉10g、巴戟天15g；食欲不振、面色萎黄、腹胀便溏者，酌加山药30g、太子参15g、黄精30g、炒白术10g；郁闷嗳气，少佐柴胡8g、郁金15g、白芍15g；性躁易怒者，加夏枯草8g、黄芩10g。

【疗效】性交时间明显延长。

【来源】陈海燕，夏国守，肖继来，等. 翟亚春教授治疗早泄的经验. 陕西中医，2005，(8)：811

🪷 王氏验方

细辛5g　五倍子30g　蛇床子20g　丁香15g

【用法】水煎浓缩至200ml，每次取100ml浸泡龟头及阴茎，每天浸泡1～3次，性交时清水洗净。

【功效】降低敏感度，提高射精阈值。

【适应证】**早泄**。

【来源】陈继明，张传涛. 王久源治疗早泄经验. 中医杂志，2007，(2)：123

🪷 五倍子熏洗汤

五倍子20g

【用法】取五倍子20g文火煎熬半小时，再加入适量温开水，乘热熏蒸阴茎龟头数分钟，待水温下降至40℃左右时，可将龟头浸泡到药液中约5～10分钟，每晚1次，15～20天为1个疗程，一般1～2个疗程待龟头皮肤黏膜变厚、变粗即可，在治疗期间禁止性交。

【功效】降低敏感度，提高射精阈值。

【适应证】**早泄**。

【来源】肖振辉. 五倍子煎汤熏洗法治疗早泄. 江西中医药, 1982, (1): 53

（二）不射精症

又称射精不能，是指具有正常的性欲、阴茎勃起坚硬、性交时间长，但达不到情欲高潮和快感，不能在阴道内射精的异常现象。

🪷 补肾疏肝汤

淫羊藿 20g　仙茅 20g　巴戟天 15g　熟地 15g　柴胡 12g　白芍 15g　川芎 15g　炙麻黄 6g　蜈蚣 1 条　川牛膝 15g

【用法】水煎服，每日 1 剂。早、晚各温服 200ml，15 天为 1 个疗程，连续治疗 3 个疗程。

【功效】益精填髓，振奋元阳，疏肝理气，通关排精。

【适应证】**原发性功能性不射精症**。

【临证加减】偏肾阳虚者加制附子 6g、肉桂 6g；偏肾阴虚者加黄精 15g、天冬 15g；偏阴虚火旺者加知母 10g、黄柏 10g；偏气血两虚者加黄芪 20g、当归 15g；偏肝郁气滞者加香附 10g、枳壳 12g；偏湿热下注者加萆薢 15g、车前子 15g；偏瘀血阻滞者加桃仁 10g、红花 10g

【疗效】疗效最快的 5 天显效，大多 1 个月左右有效。显效 35 例，有效 20 例，无效 5 例，总有效率 91.67%。

【来源】王志勇，韩玉芬，王瑜. 辨证加减治疗不射精症. 实用中西医结合临床, 2010, (4): 74

🪷 解郁通精汤

柴胡　枳壳　黄芩　桃仁　石菖蒲　桂枝　青皮　炮山甲各 12g　半夏 10g　王不留行 30g

【用法】水煎服，每日 1 剂。

【功效】疏肝解郁，活血通精。

【适应证】**不射精症**。

【疗效】治疗本症 38 例，治愈 30 例。

【来源】李保民. 中医虚证对男科疾病的研究. 辽宁中医杂志, 1997, (5): 201

活血通精方

柴胡 枳壳 川牛膝各9g 路路通15g 淫羊藿 白芍各12g 蜈蚣3条 生麻黄 炙甘草各6g

【用法】水煎服，每日1剂，1个月为1个疗程。

【功效】疏肝解郁，活血通络。

【适应证】不射精症。

【疗效】治疗74例，痊愈56例。

【来源】陈子胜. 男科常见病防治. 北京：中国中医药出版社, 1998：221-223

通络排精汤

蛇床子15g 五味子15g 石菖蒲15g 路路通15g 白芍15g 穿山甲30g 王不留行30g 薏苡仁30g 莪术12g 柴胡12g 车前子10g 酸枣仁粉（冲服）10g

【用法】每天1剂，睡前顿服，15天为1个疗程。

【功效】柔肝开窍，祛瘀通络。

【适应证】功能性不射精症（肝郁气滞，痰瘀阻窍）。

【疗效】治疗1个疗程内射精者9例，2~3个疗程内射精者16例，4~5个疗程内射精者7例，总治愈率为71%。

【来源】钟称，莫锦全. 通络排精汤治疗不射精症45例. 新中医, 1991, (9): 40

红白皂龙汤

红花10g 白毛夏枯草10g 皂角刺10g 干地龙10g 炮甲片（先煎）5g 路路通10g 王不留行20g 石菖蒲5g 川牛膝10g 通草10g 橘络核10g

【用法】每天1剂，水煎服。

【功效】活血通络，养精生精。

【适应证】功能性不射精症（血瘀）。

【疗效】性功能正常。

【来源】李相如，刘建国，金保方，等．徐福松教授辨治不射精症经验．南京中医药大学学报，2009，（1）：6

补肾活血方

柴胡 9g　牛膝 9g　路路通 15g　菟丝子 15g　黄芪 15g　王不留行 12g　肉苁蓉 12g　炮山甲 6g　甘草 6g　蜈蚣 2 条。

【用法】每日 1 剂，水煎服，20 天为 1 个疗程。

【功效】益气补肾，舒肝通络，活血通精。

【适应证】不射精症（真元亏虚）。

【临证加减】肝气郁滞者加青皮 10g、枳壳 6g；肾阴虚火旺者加知母 12g、黄柏 9g、地骨皮 12g、龟板（先煎）10g；精道瘀滞者加桃仁、三棱各 10g，红花 6g；湿热下注者加土茯苓 30g、泽泻 15g、车前子（包）15g。

【疗效】痊愈 37 例，好转 8 例，无效 3 例，总有效率为 93.75%。

【来源】郑天贵，张玉兰．补肾活血法治疗不射精症 48 例．山西中医，2000，（2）：57

补精通关汤

熟地黄 30g　龟板胶 30g　肉苁蓉 24g　淫羊藿 24g　鹿角胶 9g　韭子 15g　车前子 15g　炮山甲 15g

【用法】水煎服每日 1 剂，睡前 2 小时顿服，连服 30 天为 1 个疗程。

【功效】补精血，通精窍。

【适应证】不射精症。

【临证加减】相火偏亢加丹皮、知母各 10g；下焦湿热加苍术 10g、黄柏 10g；肝郁气滞加柴胡 12g、枳壳 10g；痰瘀阻窍加全瓜蒌 24g、䗪虫 10g；无明显精亏之象者，原方酌减补精之品，增加和络排精之力，如路路通、石菖蒲、王不留行等。

【疗效】痊愈 30 例（其中女方怀孕 25 例，未孕 5 例）无效 2 例，治愈率 93.75%。

【来源】李光耀．补精通关汤治疗不射精症 32 例．南京中医学院学报，1993，（2）：18

化瘀通窍降火汤

路路通 10g　川芎 6g　当归 12g　桃仁 12g　赤芍 10g　白芍 10g　生地 12g　熟地 12g　知母 12g　炒黄柏 12g　龙胆草 12g

【用法】水煎服，每日 1 剂。

【功效】活血化瘀，滋阴降火。

【适应证】**不射精症**。

【来源】费秋月. 活血化瘀滋阴降火治疗功能性不射精症体会. 云南中医杂志，1994，(1)：55

四逆散加味

柴胡 15g　白芍 20g　枳实 10g　炙甘草 6g　石菖蒲 15g　滑石 10g（包）　路路通 10g　王不留行 10g　炮山甲 10g　蜈蚣 3 条　淫羊藿 20g

【用法】水煎服，日 1 剂，连服 1 个月为 1 个疗程。

【功效】疏肝，通络，利窍。

【适应证】**不射精症**。

【疗效】观察 2 个疗程。痊愈 12 例，显效 15 例，好转 5 例，无效 4 例，总有效率达 88.95%。

【来源】陈柏莲. 四逆散加味治疗不射精性不育症 36 例临床观察. 北京中医，2000，(1)：40

（三）逆行射精

逆行射精是指性交过程中，有性高潮和射精感觉，但由于膀胱颈部的关闭功能异常，膀胱颈开放而尿道膜部括约肌处于收缩状态，导致部分或全部精液逆流入膀胱，而无精液或少量精液从尿道射出，射精后尿液中出现精子和果糖。

张氏验方

生地黄　熟地黄各 15g　山药 20g　山茱萸 12g　茯苓 20g　泽泻 20g　牡丹皮 9g　槐花 10g　黄芩 8g　栀子 8g　柴胡 8g　白头翁 12g

甘草 5g

【用法】水煎服，每日 1 剂。

【功效】补肾固精，清泻肝火。

【适应证】**逆行射精（肾阴亏损，肝火上炎）。**

【疗效】服上方 15 剂，诸症全消，随访 1 年未发，病告痊愈。

【来源】张新陵．逆行射精治验．河南中医，1998，（3）：159

清精煎加减

粉草薢 15g　车前子（包煎）15g　黄柏 10g　知母 10g　制大黄 10g　红藤 15g　白花蛇舌草 15g　柴胡 10g　丹皮 10g　薏苡仁 30g　碧玉散（包煎）20g

【用法】水煎服，每日 1 剂。

【功效】清热利湿，活血解毒。

【适应证】**逆行射精（湿热下注）。**

【来源】戚广崇．袖珍中医男科处方手册．上海：文汇出版社，2001：51

针刺合中药方

柴胡 12g　郁金 12g　木通 10g　山茱萸 10g　王不留行 25g　白芍 20g　肉苁蓉 18g　石菖蒲 6g　甘草 5g

【用法】治疗组中药口服加针灸，主穴：太冲、三阴交；配穴：次髎、太溪、秩边。对照组丙咪嗪，每次 25mg　每天 2 次口服。15 天为 1 个疗程，共 2 个疗程。

【功效】疏肝益肾，祛瘀通精。

【适应证】**逆行射精。**

【疗效】治疗组治愈 17 例，无效 8 例；对照组治愈 5 例，无效 12 例。两组治愈率比较，有显著性差异。

【来源】肖远辉．针刺配合中药治疗功能性逆行射精 25 例疗效观察．新中医，2001，（3）：48

麻黄连翘赤小豆汤

麻黄 6g　甘草 6g　连翘 18g　赤小豆 30g　生姜 6g　苦杏仁 6g

大枣 10 枚　桑白皮 12g　王不留行 12g　蜂房 12g

【用法】服药 10 天为 1 个疗程。

【功效】疏肝益肾，祛瘀通精。

【适应证】逆行射精。

【临证加减】湿热证候较重，小便黄赤、涩痛，大便臭秽，舌苔厚腻者，重用连翘、赤小豆、生姜；病程较长，舌质紫暗，射精后小腹有隐痛感者重用赤小豆、王不留行。

【疗效】治疗 87 例，痊愈 56 例，有效 25 例，无效 6 例，总有效率为 93.1%。

【来源】王忠民. 麻黄连翘赤小豆汤治疗逆行射精 87 例. 新中医. 2001，（1）：55

逍遥散加减

柴胡 10g　当归 15g　白芍 15g　白术 15g　茯苓 15g　甘草 3g　龙骨 30g　牡蛎 30g　怀牛膝 12g　代赭石 24g　黄芪 24g　夏枯草 18g　蝉蜕 18g

【用法】水煎服，每日 1 剂，1 个月为 1 个疗程，可连续治疗 2～4 个疗程。

【功效】疏肝解郁，通络开窍。

【适应证】逆行射精。

【临证加减】气虚者合用补中益气汤；湿热者加龙胆草、苍术、黄柏、丹皮、生薏苡仁；血瘀者加丹皮、穿山甲，改白芍为赤芍。

【疗效】治愈 85 例，好转 11 例，无效 2 例。

【来源】冯保华. 逍遥散加减治疗逆行射精 98 例. 中国社区医师，2008，（12）：81

（四）射精疼痛

射精疼痛是指男性受性刺激达到一定程度射精时出现阴茎、尿道会阴部、下腹部或阴囊等部位疼痛的一种病证。常见的发病原因为性器官及泌尿系统炎症，前列腺或后尿道处的肿瘤，尿道狭窄，包茎，阴茎硬结症等。

少腹逐瘀汤合猪苓汤

小茴香 10g　干姜 5g　元胡 10g　当归 10g　川芎 10g　肉桂（后

下）10g　赤芍 10g　蒲黄 10g　五灵脂 10g　茯苓 10g　猪苓 10g　泽泻 15g　滑石（包煎）15g　甘草 5g

【用法】水煎服，每日 1 剂。

【功效】活血祛瘀，清热通利。

【适应证】**射精疼痛（血瘀湿阻）。**

【来源】戚广崇. 袖珍中医男科处方手册. 上海：文汇出版社，2001：36

当归生姜羊肉汤

当归 30g　生姜 50g　羊肉 300g

【用法】水煎服，每日 1 剂。

【功效】温中益气补虚。

【适应证】**射精疼痛（血虚寒滞）。**

【来源】戚广崇. 袖珍中医男科处方手册. 上海：文汇出版社，2001：36

泻精煎加减

知母 10g　黄柏 10g　龙胆草 10g　薏苡仁 30g　车前子 10g　决明子 20g　泽泻 10g　紫草 10g　木通 10g　碧玉散（包煎）20g

【用法】水煎服，每日 1 剂。

【功效】清利湿热。

【适应证】**射精疼痛（湿热下注）。**

【来源】戚广崇. 袖珍中医男科处方手册. 上海：文汇出版社，2001：36

六味地黄丸加减

茯苓 20g　山药 20g　丹参 20g　生地 15g　玄参 20g　丹皮 10g　木通 10g　泽泻 10g　肉桂 6g　生甘草 6g

【用法】水煎服，每日 1 剂。

【功效】滋补肾阳。

【适应证】**射精疼痛（肾虚）。**

【来源】万慎曤. 求医问药. 2002，(9)：33

🪷 抵当汤加减

丹参 20g 当归尾 15g 穿山甲 10g 桃仁 10g 大黄 10g 陈皮 10g 红花 10g 牛膝 10g 甘草 10g

【用法】水煎服，每日 1 剂。

【功效】行瘀散结，开通精窍。

【适应证】**射精疼痛（精道瘀阻）**。

【临证加减】尿道有结石，加金钱草 30g、海金沙 20g、鸡内金 15g、瞿麦 10g；精液中有血，加三七 6g、琥珀粉 5g。

【来源】万慎曜．求医问药．2002，（9）：33

🪷 四妙散加减

茯苓 20g 丹参 20g 苍术 10g 黄柏 10g 牛膝 10g 车前子 10g 枳壳 10g 甘草 6g

【用法】水煎服，每日 1 剂。

【功效】清热利湿。

【适应证】**射精疼痛（湿热下注）**。

【来源】万慎曜．求医问药．2002，（9）：33

第四节 精索静脉曲张所致不育

精索静脉曲张是指由于精索静脉瓣膜先天性缺陷或功能不全，造成静脉回流受阻而出现精索蔓状静脉丛伸长、扩张、迂曲，使睾丸缺氧，组织破坏，导致阴囊局部温度升高，睾丸曲细精管基底膜增厚，睾丸体积缩小，生精功能受抑制。多见于 20～30 岁的男性青壮年，是造成男性不育的主要原因，在男性人群中的发病率为 15%～20%，在不育男性中的发病率为 25%～40%，多伴同侧睾丸生长发育障碍、疼痛和不适。

精索静脉曲张属于中医学"筋瘤"、"筋疝"、"偏坠"等范畴，发病虽关乎五脏，然肝失疏泄，气滞血瘀是其最关键的病机所在。中医药对Ⅱ度以内的精索静脉曲张不育症，在改善精液质量和提高受孕率等方面疗效显著，尤其是手术后加中药治疗，不仅发挥了手术治疗解除局部病因和症状的长处，而且能充分发挥中药活血化瘀、补肾生精等功能来改善局部病理变化，调整全身功能，二者相得益彰，促进机体康复。

桂枝茯苓丸加味

　　桂枝　茯苓　牡丹皮　芍药　桃仁各10g　当归12g　黄芪　何首乌各15g　枸杞子　牛膝各20g　甘草6g

【用法】每日1剂，水煎服。3个月为1个疗程，一般治疗1~2个疗程。

【功效】祛瘀生新，补肾强精。

【适应证】**精索静脉曲张所致不育**。症见：婚久不育，腰酸，小腹或睾丸坠胀隐痛，舌质紫暗或有瘀斑，脉沉涩。

【临证加减】肝经郁滞者加橘核、乌药各10g；湿热下注者加车前子、黄柏各10g；气虚者加党参、白术各10g；阳虚者加吴茱萸3g、附子6g；阴虚者加知母、鳖甲各10g。

【疗效】治愈97例，显效101例，有效34例，无效37例，总有效率86.25%。治疗1个疗程者77例，治愈43例；治疗2个疗程者192例，治愈54例。

【来源】徐吉祥. 加味桂枝茯苓丸治疗精索静脉曲张型不育症269例. 陕西中医，2003，（9）：783

活血通脉汤

　　桃仁10g　川芎10g　丹参30g　赤芍20g　牛膝30g　黄芪30g　木香10g　苏木10g　刘寄奴10g　水蛭（冲）6g　益母草30g　生地黄10g　当归10g

【用法】水煎，分早晚2次口服，每日1剂。1个月为1个疗程。

【功效】活血化瘀，益气通脉。

【适应证】**精索静脉曲张所致不育**。症见：腰酸，乏力，会阴、少腹、腰骶部坠胀不适，小便涩滞，舌质紫暗或有瘀斑，脉细涩。

【疗效】治疗 60 例，服药 1~3 个疗程。治愈 35 例，好转 15 例，无效 10 例，总有效率 83.3%。

【来源】刘广程. 活血通脉汤治疗精索静脉曲张所致不育 60 例. 河北中医，2005，(2)：138

活血补肾方

制何首乌 10g　当归 15g　桃仁 10g　丹参 9g　续断 10g　补骨脂 10g　淫羊藿 12g　生黄芪 20g　仙茅 10g　枳壳 9g　甘草 9g　冬虫夏草 6g　蜈蚣 2 条

【用法】水煎，分早晚 2 次口服（温服），每日 1 剂。

【功效】化瘀通络，补肾益精。

【适应证】**精索静脉曲张所致不育**。症见：腰膝酸软，畏寒，少腹、睾丸冷痛，性功能下降，舌质紫暗或有瘀斑，脉沉涩。

【疗效】中药组 96 例，痊愈率为 39.6%，总有效率为 83.3%；精索内静脉高位结扎组 94 例，痊愈率为 28.7%，总有效率为 57.4%；精索内静脉高位结扎术加中药组治疗 88 例，痊愈率为 51.1%，总有效率为 86.4%。表明精索内静脉高位结扎术加中药治疗效果好。

【来源】孙中明，鲍严钟. 精索静脉曲张所致不育症临床治疗观察. 中国男科学杂志，2003，(2)：123

神通赞育汤

当归　生地黄　川芎　丹参　通草　王不留行　路路通各 15g　枸杞子　淫羊藿各 30g

【用法】水煎，分早晚 2 次口服（温服），每日 1 剂。

【功效】补肾养阴，活血通络。

【适应证】**精索静脉曲张所致不育**。症见：婚后不育，腰膝酸软，手足心热，颧红口干，小腹或睾丸坠胀疼痛，舌质紫暗或有瘀斑，脉沉涩。

【临证加减】寒凝血瘀加小茴香 6g、肉桂 3g、吴茱萸 3g；气滞加枳实 10g、白芍 15g、郁金 10g；阴虚加女贞子 15g、盐炒黄柏 10g、麦冬 15g；气虚加黄芪 20g、山茱萸 15g、蛇床子 20g；湿热加龙胆草 6g、薏苡仁 20g、车前子

10g。

【疗效】治疗80例，妊娠35例，显效16例，有效15例，无效14例，总有效率82.5%。

【来源】王均贵. 通法为主治疗精索静脉曲张合并不育－－附神通赞育汤治疗80例疗效观察. 北京中医，1999，18（1）：46

化瘀通精汤

水蛭　大黄各12g　川楝子　荔枝核　皂角刺各15g　三棱　莪术川牛膝各10g　蜈蚣2条　乳香6g

【用法】水煎，分早晚2次口服（温服），每日1剂。

【功效】化瘀通络。

【适应证】**精索静脉曲张所致不育**。症见：腰酸，乏力，会阴、少腹、腰骶部坠胀不适，小便涩滞，舌质紫暗或有瘀斑，脉涩。

【疗效】治疗2～5个疗程。痊愈11例，显效13例，有效6例，总有效率100%。

【来源】吴少玲. 化瘀通精汤治疗精索静脉曲张疗效观察. 实用中医内科杂志，1995，（3）：42

理精煎

丹参30g　莪术　川牛膝　䗪虫　当归　熟地黄　续断　狗脊淫羊藿　肉苁蓉各15g　鹿角霜10g　红枣5枚

【用法】水煎，分早晚2次口服（温服），每日1剂，服药3～6个月。

【功效】补肾壮阳，活血通络。

【适应证】**精索静脉曲张所致不育**。症见：腰膝酸软，阳痿早泄，少腹睾丸冷痛，夜尿频数，舌质紫暗或有瘀斑，脉沉涩。

【疗效】女方怀孕25例，好转29例，无效16例，总有效率77.14%。

【来源】戚广崇. 理精煎治疗精索静脉曲张并不育症70例. 中国医药学报，1987，（6）：30

通精煎

丹参　莪术　川牛膝各15g　柴胡10g　生牡蛎30g　生黄芪20g

【用法】水煎，分早晚2次口服，每日1剂。3个月为1个疗程。

【功效】活血化瘀。

【适应证】**精索静脉曲张所致不育**。症见：畏寒肢冷，少腹睾丸冷痛，阳痿早泄，夜尿频数，腰酸，乏力，舌淡胖，苔白，脉沉迟。

【临证加减】睾丸偏坠，胀痛不舒，脉弦等肝经郁滞者，加橘叶、橘核各10g，荔枝核15g，小茴香10g；阴囊湿痒、小便黄赤、舌苔黄腻等湿热者，加车前子15g，知母、黄柏各10g；阴囊睾丸下坠不收，神疲肢倦，脉细等气虚者，加党参、白术各10g；形寒畏冷、睾丸处阴冷，脉沉迟等阳虚者，加熟附子、桂枝各10g；口干舌红、五心烦热、脉细数等阴虚者，加生地15g、白芍10g、炙鳖甲10g。

【疗效】治疗1~2个疗程。39例生育，38例好转，25例无效，总有效率为75.5%。其中治疗1个疗程者43例，生育21例；治疗2个疗程者59例，生育18例。

【来源】戚广崇，阚钦林，顾昌耀. 通精煎治疗精索静脉曲张合并不育症102例临床观察. 中西医结合杂志，1988，(10)：626

❀ 补阳还五汤加味

黄芪50~100g　枸杞子　当归各20g　赤芍　车前子　路路通川芎各10g　红花8g　桃仁6g　地龙5g

【用法】水煎，分早晚2次口服（温服），每日1剂。

【功效】补气，活血，通络。

【适应证】**精索静脉曲张合并精液异常症**。症见：神疲乏力，阳痿早泄，腰骶酸痛，小便频数或遗尿，舌暗淡，苔白，脉缓无力。

【疗效】显效14例，好转18例，无效6例，有效率84.2%。

【来源】陈国兴. 精索静脉曲张合并精液异常症38例临床总结. 新中医，1991，(9)：39

❀ 内外并治方

内服方：熟地黄20g　鹿角霜50g　白芥子15g　麻黄5g　肉桂7.5g　炮姜15g　生甘草20g　黄芪50g　乌药15g　大黄5g　蜈蚣

3条

外用洗剂：伸筋草50g　透骨草　刘寄奴各25g　艾叶40g　红花15g

外用敷药：夏枯草　白芥子　五倍子　白芷各20g　浙贝母25g　儿茶10g

【用法】内服方：水煎，分早晚2次口服（温服），每日1剂。外用洗剂水煎熏洗局部15分钟，每日3次；外用敷药共碾末，黄酒50g调粥状，装布袋敷患处，上盖热水袋，每日1次。

【功效】温阳，益气，通络。

【适应证】**精索静脉曲张**。症见：畏寒肢冷，睾丸冷痛，阳痿早泄，腹痛便溏，夜尿频数，腰酸，乏力，舌淡胖有齿印，苔白，脉沉迟。

【疗效】有效率90.2%。

【来源】夏明歧. 内外并治综合治疗精索静脉曲张102例. 黑龙江中医药，1995，（3）：23

内服外洗方

内服方：黄芪20g　升麻　红花各10g　川芎　柴胡　小茴香　荔枝核　乌药　香附　橘核各12g　当归　丹参　党参　丝瓜络各15g

外用方：五倍子　鸡血藤　三棱　莪术　小茴香各30g

【用法】内服方水煎，分早晚2次口服（温服），每日1剂。外用方水煎趁热熏洗阴囊及会阴部，熏洗后即用预备好的布带拷在腰上将阴囊托起，以2周为1个疗程。

【功效】益气，升阳，活血。

【适应证】**精索静脉曲张**。症见：腰酸，神昏，乏力，纳呆，便溏，小腹睾丸下坠感，下肢静脉曲张，小便频数，舌淡红，苔白，脉沉缓。

【疗效】治疗30例中4个疗程以上仍未痊愈者3例，总有效率为90%。

【来源】屈治学，向巧玲. 中药内服外洗治疗精索静脉曲张. 四川中医，1999，（7）：41

温经汤

吴茱萸25g　当归20g　芍药15g　川芎15g　人参20g　桂枝15g

丹皮 15g　生姜 10g　甘草 10g　半夏 10g　麦冬 15g

【用法】水煎 2 次，共取药液 300ml，分早晚 2 次口服（温服），每日 1 剂。3 个月为 1 个疗程。

【功效】温通，养血，祛瘀。

【适应证】**精索静脉曲张所致男性不育**。症见：少腹、会阴冷痛，腰膝酸软，畏寒，腹慢，手心发热，大便溏泄，舌淡红，苔白，脉沉涩。

【疗效】治疗 3 个月后观察疗效。30 例患者中，11 例妊娠，9 例改善，10 例无效，总有效率为 66.7%。Ⅰ度 18 例中妊娠 7 例，改善 5 例，无效 6 例，有效率为 67%；Ⅱ度 8 例中妊娠 3 例，改善 3 例，无效 2 例，有效率为 75%；Ⅲ度 4 例中妊娠 1 例，改善 1 例，无效 2 例，有效率为 50%。

【来源】赵淑艳，赵德柱. 温经汤治疗精索静脉曲张不育证 30 例. 黑龙江中医药，2005，(2)：34

张氏精索静脉曲张方

黄芪　生地黄各 25g　党参　茯苓　赤芍　丹参　菟丝子各 15g　白术　当归　桂枝　桃仁　淫羊藿　枸杞子　炙甘草各 10g　柴胡 5g

【用法】水煎，分早晚 2 次口服，每日 1 剂。3 个月一疗程。

【功效】补气温经通脉，活血祛瘀益肾。

【适应证】**精索静脉曲张所致男性不育**。症见：身倦乏力，精神不振，气短懒言，畏寒肢冷，腰膝酸软，阴囊松弛、血脉显露青紫，睾丸下垂胀坠疼痛，劳累后加重，舌淡胖或尖有瘀点，苔白，脉沉或两尺虚弱无力。

【临证加减】精子活动率低，活动力弱多属肾阳虚衰，加肉苁蓉 15g、熟附子、巴戟天各 10g，仙茅 5g；精子数量少多属肾阴虚，加山茱萸、黄精、何首乌各 10g；畸形精子增多，白细胞增多，液化不良和 AsAb 阳性等多属肾虚兼有湿热，加板蓝根 20g、萆薢、土茯苓、地骨皮各 15g，知母、黄柏各 10g。

【疗效】治疗 2～5 个疗程。治愈 74 例，显效 22 例，有效 31 例，无效 35 例，总有效率为 78.4%。

【来源】张耀泉. 张氏精索静脉曲张方治疗精索静脉曲张不育症 162 例疗效观察. 新中医，2003，(1)：22

保元生精汤

白芍　白术　黄芪　枸杞子　续断　菟丝子　蛇床子　鹿角胶各
10g　䗪虫　党参　附子　山药　当归　杜仲各12g

【用法】水煎，分早晚2次口服（温服），每日1剂，2周为1个疗程。

【功效】益气健脾，温阳补肾。

【适应证】**精索静脉曲张并精液异常症**。症见：畏寒，肢冷，腰酸，少腹
睾丸冷痛，乏力，纳呆，便溏，舌淡红，苔白，脉沉细迟。

【疗效】精索静脉行高位结扎术，并用HCG治疗54例，有效率87%。

【来源】沈建华，许日华．中西医结合治疗精索静脉曲张并精液异常症．中国中西
医结合杂志，1994，（4）：238

活血补肾汤

王不留行　乌药　荔枝核　川楝子　元胡　牛膝　当归　韭菜子
赤芍各15g　乳香　没药各10g　黄芪　丹参　枸杞子　菟丝子各20g
生牡蛎30g

【用法】水煎，分早晚2次口服（温服），每日1剂，30天1个疗程。

【功效】活血补肾。

【适应证】**精索静脉曲张合并不育症**。症见：腰膝酸软，乏力，少腹、会
阴、腰骶坠胀不适，小便涩滞，舌质紫暗或有瘀斑，脉涩。

【疗效】治愈（怀孕）38例，好转32例，无效6例，总有效率92.1%。

【来源】李君强，汪承领．活血补肾汤治疗精索静脉曲张合并不育症76例．中国中
医药科技，2000，7（1）：58

祛瘀生精汤

穿山甲　丹参　何首乌　枸杞子　续断　黄精各30g　皂角刺
当归　牛膝　石菖蒲　菟丝子　淫羊藿各15g　黄柏10g　蜈蚣2条

【用法】水煎，分早晚2次口服，每日1剂。30天为1个疗程，3个疗程
后改丸剂。

【功效】补肾，活血，祛瘀。

【适应证】**精索静脉曲张合并不育症**。症见：腰膝酸软，少腹冷痛，小便涩滞，阳痿早泄，舌暗红有瘀斑少苔，脉涩。

【疗效】总有效率80%。

【来源】骆斌，黄山．中西医结合治疗精索静脉曲张合并不育症15例．安徽中医学院学报，1994，（3）：24

生精化瘀汤

淫羊藿　熟地黄　龟板各30g　菟丝子20g　仙茅　知母　肉苁蓉
巴戟天各15g　桃仁　红花各10g

【用法】水煎，分早晚2次口服，每日1剂。3个月为1个疗程。

【功效】补肾活血化瘀。

【适应证】**精索静脉曲张性不育**。症见：腰膝酸软，少腹冷痛，小便涩滞，阳痿早泄，舌暗红有瘀斑少苔，脉涩。

【疗效】1个疗程总有效率61.90%，2个疗程总有效率73.81%。

【来源】徐新建，陈磊，周智恒．生精化瘀汤（二仙汤）治疗精索静脉曲张性不育症42例报告．中国中西医结合外科杂志，2001，（4）：269

杨氏通补方

当归尾　生地　熟地　川芎　莪术　丹参各10g　王不留行15g
制首乌　黄精　菟丝子　枸杞子　淫羊藿　五味子各10g

【用法】水煎，分早晚2次口服（温服），每日1剂。

【功效】滋阴补肾，活血化瘀。

【适应证】**精索静脉曲张**。症见：头晕耳鸣，腰膝酸软，盗汗遗精，小便涩滞，舌暗红有瘀斑少苔，脉涩。

【疗效】治疗89例，总有效率82.02%。

【来源】杨家辉，开兴亮．通补结合治疗精索静脉曲张合并不育症．中华男科学，2002，（4）：310

鸡血藤汤合外敷方

内服方：鸡血藤25g　红花15g　肉桂10g　小茴香10g　乌药15g

当归 20g　丹参 25g　淫羊藿 20g　菟丝子 20g　香附 15g　赤芍 15g　橘核 10g　川楝子 10g

　　外敷方：川椒 5g　艾叶 15g　防己 20g　木香 10g

【用法】内服方水煎，分早晚 2 次口服（温服），每日 1 剂。疗程最长 56 天，最短 15 天，平均治疗 28 天。外敷方碾末敷患处。

【功效】温阳补肾，行气活血。

【适应证】**精索静脉曲张**。症见：神疲乏力、情志抑郁、畏寒怕冷、四肢发凉，腰膝酸痛、腰背冷痛、筋骨萎软，性功能减退、阳痿、早泄；小便清长、夜尿频多，舌暗淡有瘀斑，苔薄白，脉沉涩。

【疗效】痊愈 18 例，有效 2 例，无效 2 例。

【来源】张林，刘曙光，杨凤岐. 中药内外合治治疗精索静脉曲张 22 例. 中国临床医生，2002，（11）：55

益气温阳通络方

　　黄芪　党参各 15g　甘草　柴胡各 10g　附子 15g　细辛 5g　小茴香　橘核各 12g　吴茱萸　桂枝各 6g　香附　乌药各 12g　胡芦巴 9g

【用法】水煎，分早晚 2 次口服（温服），每日 1 剂。

【功效】益气，温阳，通络。

【适应证】**精索静脉曲张合并精液异常症**。症见：畏寒肢冷，少腹睾丸冷痛，阳痿早泄，夜尿频数，腰酸，乏力，舌淡胖，苔白，脉沉迟。

【疗效】有效率 84.2%。

【来源】范述方. 治疗精索静脉曲张 40 例. 中医药信息报，1991，（12）：7

第五节　免疫性因素所致不育

　　男性免疫性不育是由于男性生殖系统发生感染、创伤及精索静脉曲张等情况时，造成血睾屏障的损伤，导致免疫功能异常而在血液或精浆及精子表面产生抗精子抗体（AsAb），从而引起精子凝集以及活力降低，导致生育能力下降。据统计，男子免疫性不育发病率约占不育夫妇的3%左右，在10%~30%的不育男性的血清和（或）精浆中可以发现AsAb。目前AsAb引起不育的机制虽已基本阐明，但尚无高效特异的治疗方法。免疫抑制剂长期使用有较多的副作用及禁忌证，且有致畸的危险；而避孕套隔离法效果也并不令人满意，人工助孕则受技术、费用所限。中医药既可激活偏低的细胞免疫，又可抑制过高的体液免疫，还可清除有害的超敏反应和自身免疫反应。

清热活血化瘀方

牡丹皮10g　赤芍10g　当归15g　枸杞子15g　甘草10g　生地黄12g　焦黄柏10g　丹参15g　炙鳖甲10g（先煎）　牛膝15g　白花蛇舌草18g　泽泻10g　车前草10g　忍冬藤15g　银柴胡12g

【用法】水煎，分早晚2次口服（温服），30天为1个疗程。

【功效】清热解毒，活血化瘀。

【适应证】**免疫性不育，AsAb阳性者**。症见：面红耳赤，口渴，尿黄，小便灼热感并伴有少腹、腰骶部坠胀不适，舌暗红或有瘀斑，苔黄，脉沉数或涩。

【疗效】痊愈48例，好转8例，无效3例，总有效率94.92%。

【来源】王朋林.清热活血化瘀法治疗免疫性不育59例.河南中医，2012，（12）：1657

过敏煎加减

荆芥10g　防风10g　银柴胡10g　五味子6g　乌梅10g　黄芪15g　白术10g　黄芩10g　甘草6g

【用法】水煎，分早晚2次口服，每日1剂水煎服。20天为一疗程，连续3个疗程。治疗1~3个疗程。

【功效】祛风固表，益气健脾。

【适应证】**免疫性不育，伴有过敏体质者**。症见：神疲，乏力，便溏，畏风，皮肤瘙痒，舌淡胖，苔薄白或薄黄，脉浮。

【临证加减】热象明显者去黄芪或减少其用量；大便秘结者加瓜蒌仁

15g；精液干涩明显加石斛 10g、天花粉 15g、天冬 15g、玉竹 10g；兼血瘀症状者加毛冬青 15g、川牛膝 15g、桃仁 10g；湿热加黄柏 10g、土茯苓 25g。

【疗效】AsAb 转阴 18 例，受孕 13 例，无效 1 例，有效率 78.26%。

【来源】方咏，郎世平，殷新，等．过敏煎加减治疗男性免疫性不育 32 例．实用中医杂志，2008，(32)：4657

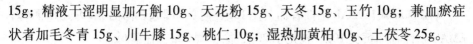 归肾丸

熟地黄 30g　菟丝子 30g　女贞子 15g　山药 15g　枸杞子 20g　何首乌 20g　桑寄生 20g　山茱萸 10g　淫羊藿 10g

【用法】水煎，分早晚 2 次口服（温服），每日 1 剂水煎服。3 个月为 1 个疗程，最多治疗 2 个疗程，对照组 20 例服泼尼松治疗。

【功效】滋阴养血，填精益髓。

【适应证】**男性免疫性不育（AsAb 阳性）**。症见：腰膝酸软，两腿无力，眩晕耳鸣，失眠多梦，阳强易举或阳痿、遗精，或形体消瘦，尿频，溲黄便干，舌红少津，脉细数。

【临证加减】偏血瘀者加三七 15g，丹参 30g；偏气虚者，加党参 15g、黄芪 30g；兼有生殖道炎症者，加蒲公英 30g、忍冬藤 30g。

【疗效】治疗组痊愈 10 例，好转 31 例，无效 5 例，总有效率 89.13%，对照组为 70%，两组比较有显著性差异（$P < 0.05$）。

【来源】何燕萍，唐纯志，梁国珍，等．归肾丸治疗男性免疫性不育症 46 例疗效观察．新中医，2002，(12)：25

知柏地黄汤

熟地黄 24g　山药 12g　山茱萸 12g　牡丹皮 10g　泽泻 10g　茯苓 10g　知母 10g　黄柏 10g

【用法】水煎，分早晚 2 次口服（温服），每日 1 剂，1 个月为 1 个疗程。

【功效】滋阴降火。

【适应证】**免疫性不育，AsAb 阳性者**。症见：潮热盗汗，耳鸣遗精，口干咽燥，虚火牙痛，五心烦热，腰膝酸痛，血淋尿痛，遗精梦泄，骨蒸潮热，舌质红，脉细数。

【临证加减】AsAb 阳性者加黄芪 15g、何首乌 20g、枸杞子 20g、甘草 6g；EMAb 阳性者加黄芪 10g、枸杞子 20g、徐长卿 20g、甘草 6g。

【疗效】AsAb 阳性 31 例，有效 29 例，无效 2 例，有效率 93.5%；EMAb 阳性 25 例，转阴 23 例，占 92%。

【来源】薛凤荣，杨春青. 中药治疗男性免疫性不育症 56 例. 黑龙江中医药，2005，(3)：27

补肾解毒化瘀方

熟地黄 20g　黄精 20g　山药 15g　山茱萸 15g　枸杞子 30g　菟丝子 30g　败酱草 30g　虎杖 30g　白花蛇舌草 30g　野菊花 20g　水蛭 6g　丹参 30g　当归 20g　赤芍 15g　路路通 20g

【用法】水煎，分早晚 2 次口服（温服），每日 1 剂水煎服，1 个月为 1 个疗程。

【功效】补肾活血，清热解毒。

【适应证】免疫性不育，AsAb 阳性者。症见：病程较长，性功能下降，少腹、腰骶部坠胀不适，有排尿不尽感，舌暗红或有瘀斑，脉沉涩。

【疗效】治愈 48 例，有效 11 例，无效 3 例，总有效率 95.17%。

【来源】忽中乾. 补肾解毒化瘀法治疗免疫性不育症 62 例. 光明中医，2009，(2)：284

益气除湿汤

黄芪 30g　人参 10g　肉苁蓉 10g　黄柏 10g　龙胆草 5g　车前子 10g　薏苡仁 15g　山药 15g　生地黄 10g　甘草 5g

【用法】水煎，分早晚 2 次口服，每日 1 剂。1 个月为 1 个疗程。

【功效】益气除湿。

【适应证】免疫性不育，AsAb 阳性者。症见：神疲、乏力、纳呆、便溏，舌体淡红、胖大有齿印，苔白润，脉濡。

【疗效】连续治疗 3 个疗程。痊愈 21 例，有效 15 例，无效 4 例，总有效率 90%。

【来源】陈其华. 自拟益气除湿汤为主治疗免疫性不育症 40 例. 中国中医药信息杂

志，2004，（12）：1090

🌸 虎杖丹参饮

枸杞子 15g　淫羊藿 15g　何首乌 15g　黄芪 15g　虎杖 15g　蒲公英 20g　生地 15g　丹参 15g　赤芍 15g　徐长卿 12g　当归 15g　生甘草 3g

【用法】采用全自动中药煎药机煎药，每剂2袋，早晚餐后30分钟各服1袋。3个月为1个疗程，对照组用泼尼松治疗，1个疗程后观察疗效。

【功效】补肾益气，清热利湿，活血化瘀。

【适应证】**男性 AsAb 阳性不育症**。症见：腰酸，阳痿，乏力，阴囊潮湿，小便淋漓，舌暗红，苔黄，脉沉涩。

【疗效】治疗组60例中有48例转阴，转阴率为80%；对照组30例中有16例转阴，转阴率为53.3%，两组临床疗效有非常显著性差异（$P<0.01$）。

【来源】卢太坤，欧阳洪根，金冠羽，等. 虎杖丹参饮治疗免疫性不育男性的临床研究. 中华男科学杂志，2006，12（8）：750

🌸 清湿解凝汤

龙胆草 3g　茯苓 10g　黄连 2g　女贞子 10g　菟丝子 10g　牡丹皮 10g　苍术 10g　人参 10g　鹿茸 10g　益元散 15g

【用法】水煎，分早晚2次口服（温服），对照组口服泼尼松，3个月为1个疗程，治疗3~6个月。

【功效】益肾，清利，活血。

【适应证】**男性免疫性不育**。症见：腰膝酸软，阳痿早泄，尿频、排尿不畅，少腹胀痛，阴囊潮湿，或有口苦，头晕沉，大便不爽，舌红苔黄腻，脉滑。

【疗效】治疗组151例中，痊愈34例，有效33例，无效84例，总有效率为44.37%；对照组108例中，痊愈1例，有效7例，无效100例，总有效率为7.41%；有非常显著性差异（$P<0.01$）。

【来源】吴锁林. 清湿解凝汤治疗男性免疫性不育151例. 江苏中医，2000，（6）：27

消抗汤

红花　桃仁　赤芍　淫羊藿各10g　土茯苓　白花蛇舌草各30g
柴胡　郁金　黄芪　白术各15g

【用法】水煎，分早晚2次口服（温服），每日1剂，治疗3~6个月。

【功效】清热利湿，活血祛瘀，补肾疏肝。

【适应证】**男性AsAb阳性不育**。症见：阳痿早泄，胸闷抑郁，小腹胀痛，阴囊潮湿，小便不畅，舌暗红或有瘀斑，苔黄，脉沉涩。

【临证加减】湿热型加黄柏15g、车前子15g、薏苡仁30g、金银花25g；血瘀型加生地黄15g、牛膝15g、丹参20g；肾虚型加熟地黄20g、菟丝子15g、女贞子15g、旱莲草15g。

【疗效】AsAb阴转率达81.3%，总有效率为91.3%。

【来源】陆遥.消抗汤治疗抗精子抗体阳性80例观察.实用中医药杂志，1999，(7)：4

消抗方

生地黄15g　赤芍15g　牡丹皮15g　丹参15g　土茯苓20g　白蒺藜15g　蝉蜕10g　黄芪25g　防风15g　白术10g

【用法】水煎，分早晚2次口服（温服），每日1剂，治疗3~6个月。

【功效】清热凉血，活血疏风。

【适应证】**男性AsAb阳性不育，湿热侵袭下焦、精道受损、湿热瘀血互结、扰乱精室**。症见：腰酸，小便涩滞，有排尿不尽之感，舌暗或有瘀斑，苔白或黄，脉沉涩。

【临证加减】兼肝胆湿热者合龙胆泻肝汤；兼下焦湿热者合萆薢分清饮加减，肾阳虚者合补肾益精方；肾阴虚者合知柏地黄丸；脾虚者合参苓白术散；气滞血瘀者合活血祛瘀汤；过敏体质者合消风散；精液pH偏高者加乌梅10g、白芍15g、五味子15g；易感冒者合补中益气汤。

【疗效】AsAb阴转率达85%，总有效率95%，妊娠率60%。

【来源】罗建辉.消抗方加减治疗免疫性不育症20例观察.新中医，1997，(2)：41

抑抗促育汤

当归 10g　丹参 15g　赤芍 24g　牡丹皮 12g　桃仁 10g　川牛膝 15g　徐长卿 10g　草薢 10g　黄柏 10g　薏苡仁 20g　益母草 18g　淫羊藿 10g　菟丝子 15g　枸杞子 15g　甘草 6g

【用法】水煎，分早晚 2 次口服，每日 1 剂。30 剂为 1 个疗程，一般用药 2 个疗程。

【功效】清利湿热，活血化瘀。

【适应证】**男性免疫性不育症。**

【疗效】治愈 24 例，有效 22 例，无效 10 例。

【来源】左恒. 化瘀降浊法治疗男性自身免疫性不育症 56 例. 安徽中医临床杂志，2003，（2）：119

理精消抗汤

丹参　黄芪各 15g　桃仁　当归　川牛膝　柴胡　淫羊藿各 10g　生牡蛎 30g　甘草 5g

【用法】水煎，分早晚 2 次口服（温服），每日 1 剂。对照组 43 例用泼尼松治疗；6 周为 1 个疗程。

【功效】益气，活血，补肾。

【适应证】**男性免疫性不育症。**症见：乏力，神疲，少腹、腰骶坠胀不适，有排尿不尽之感；性功能减退，舌暗或有瘀斑，脉沉涩。

【疗效】治疗组血清和精浆 AsAb 总阴转率 82.8%，精子运动参数、妊娠率等指标，均显著高于对照组总阴转率 53.5%。

【来源】李其信，戚广崇，闹钦林，等. 理精消抗汤治疗男性免疫性不育症的临床研究. 江苏中医药，2003，（7）：13

免疫不育方

益母草 30g　黄芪　白术　菟丝子　鹿角胶　防风　僵蚕　蝉蜕　黄柏　甘草各 15g　知母 10g　人参 6g

【用法】水煎，分早晚 2 次口服（温服），每日 1 剂。30 天为 1 个疗程。

【功效】益气解表，健脾补肾。

【适应证】**免疫不育症**。症见：乏力，少腹、腰骶不适，性功能减退，舌淡红苔薄白，脉细。

【临证加减】湿热重加虎杖、土茯苓各 20g，马鞭草 15g；气虚甚重用黄芪 30g 或党参 15g；阴虚火旺加生地黄 12g、白芍、牡丹皮各 15g；气阴两虚易人参为太子参 15g。

【疗效】痊愈 50 例，显效 9 例，无效 1 例，总有效率 98%。

【来源】樊新爱，周书元. 免疫不育方治疗免疫不育症疗效观察. 辽宁中医学院学报，2006，(2)：71

🌸 白皮饮

金银花 15g　野菊花 15g　雪莲花 12g　牡丹皮 10g　地骨皮 15g　鸭脚皮 10g　青蒿 6g　倒扣草 15g　白薇 15g

【用法】水煎，分早晚 2 次口服，每日 1 剂，1 个月为一疗程，用药观察 3 个疗程。

【功效】清热解毒，活血祛瘀。

【适应证】**男性免疫性不育**。症见：病程日久，尿频尿急，尿道有灼热感，会阴、腰骶、睾丸疼痛，舌暗红或有瘀斑，苔黄腻，脉滑数。

【临证加减】肝肾阴虚者加女贞子 15g、旱莲草 15g、白芍 12g；阴虚者加山茱萸 12g、菟丝子 12g、鹿角胶 10g（烊化）；湿热者加车前子 15g、土茯苓 15g、龙胆草 6g；血瘀者加水蛭 10g、毛冬青 20g、重楼 30g、莪术 10g。

【疗效】痊愈 36 例，无效 7 例。其中 1 个疗程痊愈者 28 例，2 个疗程痊愈者 33 例；另有 4 例 1 个月后复查为阴性，但 2 个月后复查为阳性。

【来源】沈坚华，杨洪伟，李淑萍. 白皮饮加味治疗男性血清抗精子抗体阳性 43 例总结. 湖南中医杂志，2002，(2)：23

🌸 扶正祛邪方

熟地黄　山茱萸　女贞子　菟丝子　黄柏各 15g　山药 20g　何首乌　皂角刺　覆盆子各 12g　丹参　赤芍各 10g　红花 6g

【用法】水煎，分早晚 2 次口服（温服），每日 1 剂。30 天为 1 个疗程，治疗 2～3 个疗程。对照组用泼尼松片治疗，伴解脲支原体（UU）阳性者，加服罗红霉素胶囊。

【功效】补益脾肾，清热解毒。

【适应证】**男性免疫性不育症**。症见：腰酸、遗精、性欲淡漠、耳鸣，或伴脱发。

【疗效】治疗组 27 例中原发不育 18 例，继发不育 2 例，对照组 15 例中原发不育 10 例，继发不育 5 例；治疗组 AsAb 转阴 19 例，有效 5 例，总有效率 88.9%，平均疗程 56 天；对照组 AsAb 转阴 5 例，有效 5 例，总有效率 66.7%，平均疗程 73 天，两组比较有显著性差异（$P < 0.05$）。

【来源】韩兰英，欧汝强，郑厚斌，等．扶正祛邪法治疗男性抗精子抗体阳性不育症 27 例疗效观察．新中医，2002，(12)：23

清化消抗汤

柴胡　益母草　白花蛇舌草各 25g　旱莲草　生地黄　丹参各 20g　夏枯草　枸杞子　郁金　女贞子各 15g　牡丹皮　黄柏各 12g　泽泻 10g　赤芍 18g

【用法】水煎，分早晚 2 次口服，每日 1 剂。3 个月为 1 个疗程，对照组服泼尼松。

【功效】疏肝活血，清热祛湿，补肾养阴。

【适应证】**男性免疫性不育**。症见：情志抑郁，失眠多梦，手足心发热，排尿不畅，口干，阴囊潮湿，舌暗红少苔，脉细数。

【疗效】治疗组痊愈 23 例，显效 11 例，有效 26 例，痊愈率 38.33%，总有效率 100%；对照组痊愈 5 例，显效 5 例，有效 20 例，痊愈率 16.67%，两组比较有显著性差异（$P < 0.05$）。

【来源】庄田畋，万晓春．"清化消抗汤"治疗男性免疫性不育 60 例临床观察．江苏中医药，2006，(8)：24

精宁汤

生地黄　丹参　益母草　黄芪各 30g　山药　枸杞子　赤芍　蒲公英　车前子各 20g　牡丹皮 15g　桃仁　红花各 10g

【用法】水煎，分早晚 2 次口服，每日 1 剂，对照组服泼尼松片。2 个月为一疗程。

【功效】滋补肝肾，活血祛瘀，利湿解毒。

【适应证】**男性免疫性不育症**。症见：腰酸，失眠多梦，手足心发热，阴囊潮湿，尿频尿急，有排尿不尽感，舌暗红或有瘀斑，苔白或薄黄，脉细数。

【疗效】AsAb 转阴率治疗组 88.33%，对照组 53.33%，有非常显著性差异（$P < 0.01$）；妊娠率治疗组 31.67%，对照组 10%，两组比较有显著性差异（$P < 0.05$）。

【来源】徐丹，俞如权. 精宁汤治疗男性免疫性不育症 60 例临床观察. 浙江中医杂志，2004，(3)：114

滋肝肾消抗汤

生熟地 何首乌各 20g 山茱萸 牡丹皮 女贞子 旱莲草 白蒺藜各 12g 山药 黄精 桑椹各 15g

【用法】水煎，分早晚 2 次口服，每日 1 剂。对照组服用泼尼松片，均治疗 90 天。

【功效】滋肾养肝。

【适应证】**AsAb 阳性不育**。症见：头晕目眩、目干、容易疲劳、口燥咽干、失眠多梦、胁隐痛，遗精、腰膝酸痛、耳鸣，舌红少苔，脉细数。

【疗效】女性 87 例，男性 101 例，治疗组血清 AsAb 转阴率分别是 60.92%，60.39%，精浆 AsAb 转阴率 59.41%，总转阴率 60.24%；对照组 21 例，血清 AsAb 转阴 9 例，转阴率 42.86%。

【来源】马存亮. 滋肝肾消抗汤治疗抗精子抗体 188 例. 陕西中医，2004，(6)：512

八珍消抗汤

熟地黄 生地黄各 30g 当归 白芍 益母草 忍冬藤各 20g 党参 炒白术 川芎各 15g 茯苓 徐长卿 炙甘草各 10g

【用法】水煎，分早晚 2 次口服（温服），每日 1 剂。30 天为 1 个疗程，AsAb 仍未阴转者，再续治 1 个疗程，最多治疗 3 个疗程，对照组 41 例以泼尼松治疗。

【功效】调和气血，活血祛瘀，疏通脉络。

【适应证】**男性免疫性不育症**。症见：面色苍白或萎黄，头晕耳眩，四肢倦怠，气短懒言，心悸怔忡，饮食减少，排尿淋漓，性功能下降，阳痿早泄，舌淡苔薄白，脉细弱或虚大无力。

【疗效】治疗组血清 AsAb 转阴率为 76.7%，对照组为 53.7%（$P < 0.05$）；治疗组精子密度、活动率、A 及 B 级精子活力等指标均有显著改善，与治疗前比较有显著性差异（$P < 0.05$ 或 0.01）；与对照组比较亦有显著性差异（$P < 0.05$）。

【来源】江立军，李波. 八珍消抗汤治疗男性免疫性不育症的临床观察. 四川中医，2006，(7)：50

🪷 化痰祛瘀方

丹参　赤芍　三棱　莪术　茯苓各 15g　穿山甲　皂角刺各 10g　川芎 9g　胆南星　柴胡各 6g

【用法】水煎，分早晚 2 次口服，每日 1 剂，疗程为 30 天。对照组口服泼尼松。

【功效】活血化瘀，清热化痰。

【适应证】**男性 AsAb 不育症**。症见：病程日久，尿频尿急，尿道有灼热感，会阴、腰骶、睾丸疼痛，舌暗红或有瘀斑，苔白或薄黄，脉沉涩。

【疗效】治疗组痊愈 12 例，好转 13 例，无效 5 例，总有效率 83.3%；对照组痊愈 4 例，好转 12 例，无效 14 例，总有效率 53.3%，总有效率比较有显著性差异（$P < 0.05$）。

【来源】李凯英，姚艺雄，莫玉芬. 化痰祛瘀法治疗男性抗精子抗体不育症 30 例疗效观察. 新中医，2005，(4)：48

🪷 脱敏丸

当归　忍冬藤　泽泻各 18g　赤芍 12g　莪术 10g　肉桂　泽兰　车前子　甘草各 9g　苍术　青皮各 6g　皂角刺 5g

【用法】水煎，分早晚 2 次口服（温服），每日 1 剂。

【功效】行气活血，清热燥湿。

【适应证】**AsAb 阳性不育**。症见：尿频尿急，尿路有灼热感，排尿终末或大便时偶有白浊，会阴腰骶不适，睾丸疼痛或有结节，舌暗红或有瘀斑，苔黄腻，脉沉涩。

【疗效】有效率 56.8%。

【来源】李友勋，周茂林．脱敏丸治疗免疫性不育症疗效观察．现代中西医结合杂志，2001，（23）：2257

第六节　泌尿生殖系统疾病所致不育

男性生殖道也称男性泌尿生殖道，包括生精管道（睾丸）、输精管道（附睾、输精管、射精管、尿道）及其附属腺体（精囊腺、前列腺、尿道球腺等）。男性生殖道梗阻性疾病主要见于输精管道梗阻，输精管道不仅是精子的通道，而且具有促进精子成熟和获得活动力的功能。输精管道梗阻不仅使精子无法正常排出而引起不育，而且引起患者局部或全身的内分泌和免疫学变化。

❀ 逍遥丸合八仙长寿丸、五子衍宗丸加减

柴胡 10g　当归 15g　茯苓 15g　白芍 20g　白术 10g　甘草 10g　薄荷 6g（后下）　生姜 3 片　生地黄 20g　山茱萸 10g　山药 30g　牡丹皮 15g　泽泻 15g　麦冬 15g　五味子 15g

【用法】水煎服，每天 2 次，每日 1 剂，15 天为 1 个疗程。

【功效】疏肝解郁，补肾助阳。

【适应证】**隐睾症（肾虚肝郁型）**。单侧或双侧阴囊较小，阴囊内触之无睾丸，常在腹股沟处触及隐睾。或伴有不同程度的发育迟缓，智力动作迟钝，发脱齿摇，耳鸣耳聋，健忘恍惚等肾精不足的症状。

【疗效】总有效率 84.6%。

【来源】马立东，陈洁．中西医结合治疗隐睾症 24 例．吉林中医药，1996，（2）：25

清热化瘀益肾汤

知母10g 黄柏10g 连翘20g 莲子心10g 生地黄10g 楮实子30g 菟丝子24g 淫羊藿30g 黄芪30g 白术12g 泽泻10g 丹参20g 路路通10g 白花蛇舌草30g 蛇床子6g

【用法】日1剂，水煎服，3个月为1个疗程。

【功效】清热解毒，化瘀益肾。

【适应证】**感染性不育（肾虚湿热下注型）**。症见：尿频、尿急、尿痛、排尿困难，尿有余沥，小便有灼热感，尿黄赤，会阴部、肛门、后尿道坠胀不适或疼痛，排尿终末或大便时尿道口有乳白色分泌物，伴口苦口干，肛门灼热，大便或干或溏。前列腺略肿大，有压痛，多有热感；EPS镜检，白细胞多有成堆现象，或满视野，卵磷脂小体减少可不明显；EPS有细菌培养阳性率高。多见于Ⅱ型及ⅢA型慢性前列腺炎。舌红，苔黄腻，脉弦滑稍数。

【疗效】32例患者，治愈16例，有效13例，无效3例。

【来源】陈金娇. 清热化瘀益肾汤治疗男性生殖系统感染性不育32例. 浙江中医学院学报，2000，（4）：36

滋阴清热方

知母15g 黄柏15g 生地15g 车前子15g 熟地25g 山药12g 山茱萸12g 茯苓10g 牡丹皮10g 五味子10g 栀子15g 泽泻15g 甘草10g

【用法】将上述药物浓煎，制成袋装剂，每剂2包，每包100ml，每次1包，每日2次，有胃溃疡或胃炎病史者，饭后服用。对照组采用口服左氧氟沙星分散片每次0.2g 每日2次，首次加倍，共服21日，然后口服维生素E 0.1g 每天2次；ATP 20mg，每天3次。

【功效】滋阴补肾，解毒化浊。

【适应证】**感染性不育（阴虚湿热型）**。症见：尿频、尿急、余沥不尽，或会阴、下腹胀痛；体征：前列腺压痛，或表面不平，有结节感。出现全身症状，如午后低热，面色潮红，头晕耳鸣，腰酸足软。舌红，少苔，脉细数。

【临证加减】湿热重者加蛇舌草15g、蒲公英10g；兼有肾阳不足者加蛇床子20g、淫羊藿20g；兼肝郁者加柴胡10g。

【疗效】60 例患者，经过 1 个疗程治疗后，复查精液解脲脲原体培养均阴性，有效率达 100%；对照组培养阴性 45 例，阳性 15 例，有效率 75%，精子密度及活力两组比较，有非常显著性差异（$P < 0.01$）。

【来源】郑毅春，潘明沃，朱照平. 滋阴清热法抑制解脲脲原体感染提高精子活力的临床观察. 中华中医药学刊，2013，（1）：83

🌸 萆薢五味消毒饮

萆薢 15g　生地 15g　金银花 20g　野菊花 15g　蒲公英 30g　土茯苓 30g　红藤 20g　赤芍 15g　怀牛膝 15g　车前子 15g（包煎）　菟丝子 12g　枸杞子 15g　丹参 15g　黄芪 30g　黄柏 12g　党参 15g　石菖蒲 15g　淫羊藿 12g

【用法】水煎，分早晚 2 次口服，每日 1 剂。对照组 30 例采用阿奇霉素胶囊每次 0.25g，每天 2 次。两组治疗期间停用其他药物，1 个月为 1 个疗程，治疗 2 个疗程。

【功效】强精益气，清热解毒，凉血泄浊。

【适应证】感染性男性不育症（解脲支原体）。

【疗效】治疗组 36 例，显效 11 例，有效 17 例，无效 8 例，总有效率 77.78%；对照组显效 5 例，有效 11 例，无效 14 例，总有效率 53.34%。两组显效率、总有效率比较有显著性差异（$P < 0.05$）。

【来源】刘刚，李承功. 萆薢五味消毒饮治疗解脲支原体感染性男性不育症 36 例临床观察. 江西中医药，2005，（8）：45